I0073635

CONTRIBUTION

A

L'ÉTUDE PATHOGÉNIQUE

DES

PHLEGMONS DE LA CAVITÉ DE RETZIUS

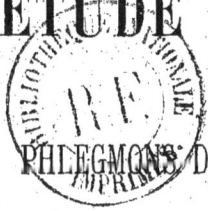

PAR

P. GÉRAUDIE

DOCTEUR EN MÉDECINE

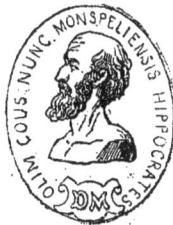

MONTPELLIER

IMPRIMERIE DELORD-BOEHM ET MARTIAL

IMPRIMEURS DU MONTPELLIER MÉDICAL

—

1903

CONTRIBUTION

A

L'ÉTUDE PATHOGÉNIQUE

DES

PHLEGMONS DE LA CAVITÉ DE RETZIUS

PAR

GÉRAUDIE

DOCTEUR EN MÉDECINE

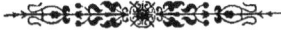

MONTPELLIER

IMPRIMERIE DELORD-BOEHM ET MARTIAL

IMPRIMEURS DU MONTPELLIER MÉDICAL

—

1903

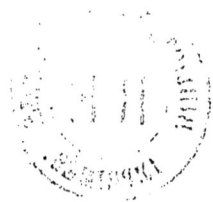

A LA MÉMOIRE DE MON PÈRE

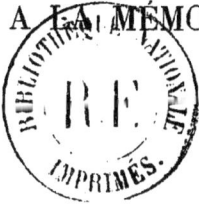

MEIS ET AMICIS

Géraudie.

A MON PRÉSIDENT DE THÈSE

Monsieur le Professeur ESTOR

Géraudie.

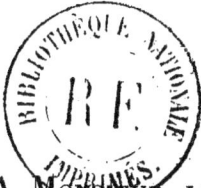

A Monsieur le Professeur FORGUE

A Monsieur le Professeur GRANEL

GÉRAUDIE.

A Monsieur Le Professeur-Agrégé PUECH

A Monsieur Le Professeur-Agrégé Léon IMBERT

GÉRAUDIE.

AVANT-PROPOS

En terminant nos études, nous sommes heureux de dire
notre reconnaissance à tous ceux qui, de près ou de loin,
nous ont encouragé et aidé.

M. le professeur Estor a bien voulu accepter la présidence
de notre thèse ; qu'il reçoive ici l'expression de notre sincère
gratitude.

Que M. le professeur Granel accepte nos remerciements
les plus sincères pour tout ce qu'il a fait pour nous.

Nos remerciements à M. le professeur Forgue, qui nous a
toujours si bien accueilli dans son service.

Nous ne savons comment remercier M. le professeur-
agrégé Puech des nombreuses marques de bienveillance
qu'il nous a toujours prodiguées ; qu'il veuille bien croire
que nous ne nous considérons comme nullement acquitté
envers lui par le faible hommage de reconnaissance que
nous lui adressons en ce jour.

Nous remercions bien sincèrement M. le professeur-agrégé
Léon Imbert d'avoir bien voulu nous donner un sujet de
thèse, et des conseils éclairés qu'il n'a jamais cessé de nous
prodiguer.

A tous les Maîtres de la Faculté de médecine de Montpellier nous dirons notre sincère reconnaissance. Mais qu'il nous soit permis de remercier particulièrement M. le professeur Carrieu et M. le professeur-agrégé Rauzier, pour les soins éclairés qu'ils nous ont si largement prodigués.

Merci à Monsieur le docteur Grynfeltt, chef de travaux à la Faculté, et à M. Goldenberg, externe des hôpitaux, pour leurs traductions de travaux allemands.

En quittant Montpellier, nous laissons de nombreux camarades et de bons amis ; nous ne les oublierons pas.

CONTRIBUTION

A

L'ÉTUDE PATHOGÉNIQUE

DES

PHLEGMONS DE LA CAVITÉ DE RETZIUS

INTRODUCTION

· L'idée de ce travail nous a été donnée par notre maître
M. le professeur-agrégé Léon Imbert.

Une observation, que nous publions, avait attiré l'attention
de M. L. Imbert sur les collections purulentes de la cavité
de Retzius, et notre maître se demanda s'il n'y avait pas corrélation entre les infections des organes voisins de la vessie
et les abcès de l'espace prévésical. Certes, il y a quelques
années, cette idée, qui était cependant venue à la pensée de
plusieurs auteurs, aurait paru un peu audacieuse, mais
depuis les connaissances de *ganglions* et de *tout un système
lymphatique* sur la partie antérieure et les parties latérales
de la vessie, cette opinion pouvait être, semble-t-il, victo-
rieusement soutenue.

Gérota, Bavy, Cunéo et Marcille, dans les différentes des-
criptions qu'ils publient de ce système lymphatique, se

demandent s'il ne faut pas voir, dans ces ganglions enflammés, la cause des adéno-phlegmons de cette région. A notre tour, nous avons pensé que nombre d'abcès de la cavité de Retzius, considérés jusqu'ici comme idiopathiques, n'étaient pas de simples abcès, mais bien des adéno-phlegmons. C'est ce que nous avons essayé de démontrer.

Dans le premier chapitre, nous traitons l'historique de la question. Dans le second chapitre, après un rapide historique anatomique, nous donnons la description des ganglions et des lymphatiques de l'espace prévésical, d'après une traduction de l'allemand du travail de Gérota et d'après les travaux de Bavy et de Cunéo et Marcille.

Dans le troisième chapitre, nous nous occupons surtout de la pathogénie des adéno-phlegmons, telle que nous la concevons, et nous ne parlerons pas de l'anatomie pathologique de ces collections purulentes, qui est depuis longtemps connue. Dans le même ordre d'idées, nous ne parlerons pas du diagnostic et du traitement des phlegmons prévésicaux, notre travail se bornant à la pathogénie de cette affection.

Dans les chapitres IV, V, VI, nous nous occupons sucessivement des phlegmons consécutifs à une blennorragie, à une cystite, à un rétrécissement, à une hypertrophie de la prostate, à des papillomes, à un chancre, à l'état puerpéral et à des troubles intestinaux.

Les conclusions sont énoncées dans le septième et dernier chapitre.

Si nous ne sommes pas arrivé à prouver d'une manière irréfutable ce que nous avançons, qu'il nous soit permis d'espérer que ce modeste travail ne sera pas tout à fait stérile, mais qu'il aura du moins ouvert la voie à d'autres, qui pourront mieux traiter la question et la résoudre plus complètement.

CHAPITRE PREMIER

HISTORIQUE

Les travaux relatifs aux collections purulentes de la cavité de Retzius ne sont pas, à vrai dire, très nombreux.

Le premier travail que nous ayons trouvé sur ce sujet date de 1862 et est dû à *M. Wenzel Gruber ;* il était intitulé : *Ueber Abcesse in cavum præperitoneale Retzii* et parut in *Virchowsches Archiv. Bd. XXIV. Worms* s'occupe de la question en 1867 dans la *Gazette des Hôpitaux.*

Successivement, *Labuze,* en 1871; *Castadena y Campos,* en 1878; *Gérardin,* en 1879, s'occupent des collections purulentes de la cavité de Retzius dans leur thèse inaugurale.

En 1880, M. *Bouilly,* dans sa thèse d'agrégation, traite ce sujet magistralement et réunit de nombreuses observations, dont une datant de 1769 que publia *Trécourt,* in *Mémoires et observations de chirurgie,* et une autre parue en 1848 dans la *Gazette des Hôpitaux.* La même année, paraissent la thèse de *Mascarez* et le travail de *M. Tillaux* dans la *Gazette des Hôpitaux.*

En 1885, *Leusser* donne une division de ces abcès ; *Péan* s'en occupe dans son *Traité de diagnostic des tumeurs de l'abdomen;* enfin Villers fait paraître sa thèse à Nancy sur le sujet que nous nous proposons de traiter.

Englisch, in *Wiener clinique* 1889, cite 7 cas de phlegmons de la cavité prévésicale, et, en 1891, il revient sur ce sujet et en cite plusieurs autres cas.

En novembre 1891, *M. Guyon*, in *Gazette des Hôpitaux*, fait paraître un article sur les collections liquides prévésicales. Plusieurs auteurs allemands, tels que *Derselbe, Rudolph*, s'occupent à pareille époque de la même question.

En 1894, paraissent, à Paris, la thèse de *Blot*, et à Berlin, celle de *Leibold ;* en 1895, *Fuller* écrit un article à ce sujet in *Medical Record New-York*, et *Meignant* fait sa thèse à Paris sur la même question. En 1899, M. le professeur-agrégé Puech publie une observation dans la *Gazette des Hôpitaux*.

Termet, en 1897, dans les *Archives générales de Médecine*, et *Pasteau*, en 1900, au *Congrès de Médecine*, s'occupent des abcès de la cavité de Retzius.

Enfin, en 1902, M. le professeur-agrégé *Léon Imbert* fait une communication au *Congrès d'urologie* sur une observation de phlegmon de la cavité de Retzius et publie cette même observation en octobre 1902 dans le *Montpellier Médical*, en collaboration avec le docteur *Gaujon*.

CHAPITRE II

ANATOMIE

Il paraît aujourd'hui admis par les anatomistes qu'il existe réellement un espace prévésical ou cavité de Retzius.

La première description de la paroi antérieure de l'abdomen remonte à 1806 ; elle est due à Hesselback et Cooper. Velpeau, après ces auteurs, reconnaît l'existence en arrière des muscles droits, d'un premier plan qu'il nomme *fascia transversalis*, qui est en rapport immédiat avec un second plan auquel il donne le nom de *fascia propria.* Cet auteur fixe le *fascia transversalis* au pubis et n'admet pas qu'il descende jusqu'au bassin, comme le croient certains auteurs, erreur qui provient, dit-il, de ce que le *fascia propria* est souvent plus fort que le *fascia transversalis* sur lequel sa face externe est appliquée

C'est en 1856 que Retzius, anatomiste suédois, présenta à l'Académie de Stockholm une description particulière de cette région. En 1858 le Dr Hyrthl, d'après une lettre de Retzius, communiqua la description de l'anatomiste suédois à l'Académie des Sciences de Vienne. Voici in extenso la traduction de ce mémoire telle qu'elle se trouve dans le Bulletin de la Société anatomique (1862).

1º *Le fascia transversalis* de Cooper *ou fascia endogastrica*, qui forme une couche cellulo-fibreuse, appliquée sur la face interne des muscles transverses, se confond avec le bord inférieur de la paroi postérieure de la gaine incomplète des muscles droits, laquelle est formée par l'aponévrose des muscles transverses. Cette fusion de fibres correspond à *la ligne semi-circulaire de Douglas.*

2° *Le fascia transversalis* et l'aponévrose des muscles transverses ne se terminent pas à la ligne semi-circulaire de Douglas, comme on le voit : mais ces deux aponévroses se confondent en une seule lame fibreuse, aussi bien le long de ces lignes que sur les côtés ou derrière elles et revêtent les parties du péritoine qui, commençant aux lignes de Douglas, descendent jusqu'à la symphyse pubienne en formant la gaine du muscle droit. La ligne semi-circulaire de Douglas est donc tout autre chose que son nom l'indique : ce n'est pas le bord mince qui forme le feuillet postérieur de l'aponévrose des muscles transverses, ce n'est pas une ligne, mais bien le bord d'un repli de la paroi postérieure de la gaine du muscle droit de l'abdomen.

3° Il en résulte un espace ou une cavité dans l'épaisseur de la paroi antérieure du ventre que Retzius nomme *cavité prépéritonéale*, et dans laquelle vient se placer la vessie à l'état de plénitude.

4° Le feuillet fibreux qui, des lignes de Douglas, s'est rendu au péritoine ne se rend en descendant ni à la symphyse du pubis, ni au ligament de Poupart, mais va derrière la vessie dans la cavité du bassin s'identifier avec le *fascia pelvis.*

5° Les lignes semi-circulaires de Douglas se prolongent de côté en arcade vers le bas, se soudent au *fascia transversa de Cooper*, qui accompagne les fibres de ces muscles transverses, jusqu'au voisinage du bord externe de la gaine du muscle droit et s'insèrent par leur extrémité inférieure au bord externe du tendon du muscle droit.

6° Il résulte de là une circonférence ou une ouverture à bord fibreux qui représente la porte ou l'ouverture de la cavité prépéritonéale La vessie en se remplissant se dilate dans cette cavité, dont les parois antérieures et postérieures s'écartent l'une de l'autre. La paroi antérieure est alors constituée par l'extrémité inférieure des muscles droits et la partie antérieure de leur gaine ; la paroi postérieure, par le péritoine, qui est recouvert par les aponévroses qui se sont confondues en arrière avec les lignes semi-circulaires de Douglas. La paroi latérale est formée par les plis de Douglas et leur prolongement en arcade.

7° Dans cette cavité il y a un tissu conjonctif qui, par sa souplesse et sa laxité, n'oppose aucun obstacle à l'ascension et à la descente de la vessie quand elle se remplit ou se vide.

8° Pour avoir d'un seul coup tous ses rapports et les apprécier, il faut retirer les muscles obliques externes et internes de manière qu'il ne reste qu'un bord de leur aponévrose avant leur entrée dans la gaine des muscles droits. On ouvre ensuite de l'ombilic jusqu'à la ceinture les gaines des muscles droits par deux incisions longitudinales qui comprennent entre elles la ligne blanche ; on éloigne les muscles, on tend les lignes semi-circulaires de Douglas et leurs prolongements en arc par un crochet, on presse sur le péritoine et la doublure fibro-cellulaire, ce qui permet aussitôt à la vessie, remplie par de l'eau ou par de l'air, de monter dans la cavité prépéritonéale.

9° A propos de la ligne blanche, Retzius fait remarquer qu'à partir de l'ombilic, elle ne forme pas de septum fibreux qui sépare les muscles droits l'un de l'autre comme cela a lieu au-dessus du nombril, mais ne montre qu'un faisceau mince de tissu conjonctif qui sépare incomplètement les muscles droits l'un de l'autre et va rejoindre le tissu conjonctif qui tapisse la cavité prépéritonéale.

Pour Cruveilher[1], de la ligne blanche partent deux lames aponévrotiques, l'une qui est antérieure, l'autre postérieure, et qui à elles deux constituent une gaine fibreuse très résistante, au muscle droit de l'abdomen. Mais cette gaine est incomplète et s'arrête à quelques centimètres au-dessus de l'ombilic, c'est la ligne *semi-circulaire de Douglas*. De là part une ligne fibreuse qui double le péritoine et gagne la face postérieure de la vessie, pour se continuer avec le *fascia pelvia*. Il en résulte que, quand la vessie s'élève au-dessus du pubis, elle s'engage dans un espace formé par les muscles droits et la lame fibreuse décrite ci-dessus, espace qui constitue la cavité de Retzius.

Pour M. Tillaux, l'existence *d'un fascia transversalis* et celle d'une couche sous-péritonéale sont hors de doute. Pour cet auteur, le fascia transversalis se fixe en dedans, au bord externe du tendon du muscle droit de l'abdomen ; en haut et en arrière il se perd insensiblement dans le tissu cellulaire sous-péritonéal. En bas, dans *la moitié externe* le *fascia transversalis* s'implante solidement sur *le fascia iliaca*, qu'il rencontre à angle presque droit ; dans *la moitié externe*, lorsque l'aponévrose du grand oblique et le *fascia iliaca* se sont abandonnés, le *fascia transversalis* s'attache à l'arcade crurale de façon à former avec l'aponévrose du grand oblique une gouttière ouverte en haut.

En 1879, Gérardin (Th. de Paris) décrit un premier feuillet fibreux derrière les droits (fascia transversalis de Hesselback, transversalis fibreux de Richet). Derrière ce feuillet s'en trouve un autre (fascia transversalis fibreux de Richet, propria de Velpeau). Ce feuillet descend devant le péritoine et la vessie. Enfin, la vessie elle-même est entourée par un

---

[1] Cruveilher. Anatomie descriptive. Tome 1.

tissu lamelleux qui la sépare du péritoine et qui n'est autre qu'une expansion de l'aponévrose pelvienne.

Bouilly, dans sa thèse d'agrégation de 1880, décrit très minutieusement la région qui nous occupe. Pour lui, la gaine postérieure des droits s'arrête à 8 ou 9 centimètres environ au-dessous de l'ombilic, et se termine par une arcade à concavité inférieure plus ou moins prononcée, dont les parties latérales adhèrent au niveau du bord externe du muscle grand droit. Cette adhérence latérale forme avec la partie médiane un cintre à concavité inférieure et doublée par le péritoine et constitue *les lignes semi-circulaires de Douglas*. Pour Bouilly, à partir de ce point jusqu'au pubis le muscle droit n'a plus d'aponévrose résistante. Leur enveloppe n'est plus représentée en arrière que par une toile fibro-celluleuse. Cette couche adhère en haut à la ligne semi-circulaire de Douglas, sur les côtés au bord externe de la gaine des muscles droits ; elle se continue à droite et à gauche, en dehors de ce point avec le *fascia transversalis* proprement dit. Bouilly n'admet pas, comme l'indique Retzius, que le *fascia transversalis* se continue avec le péritoine derrière la face postérieure de la vessie ; pas plus qu'il n'admet le prolongement des arcades de Douglas, par des piliers qui fermeraient latéralement la cavité prépéritonéale. Pour cet auteur, la cavité de Retzius se continue à ce niveau avec le reste de l'excavation pelvienne : aussi le tissu cellulaire prévésical et celui du plancher pelvien se continuent normalement.

Charpy [1], en 1888, divise la cavité de Retzius en deux parties bien distinctes : 1° une cavité prévésicale ayant pour paroi antérieure l'aponévrose postérieure de la gaine des droits et pour paroi postérieure *le fascia propria* ; 2° une couche périvésicale représentée par ce même *fascia propria*.

[1] Charpy. — Revue de chirurgie 1888.

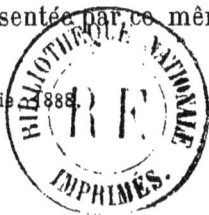

Ce fascia propria ou *prévésical* adhère par ses bords amincis au péritoine et par sa base à l'aponévrose périnéale supérieure. Il forme ainsi l'espace sous-péritonéal ou péri-vésical.

Comme on le voit d'après ces diverses citations, l'existence d'un espace prévésical est hors de doute. La description de Retzius est malheureusement la moins exacte, c'est celle à laquelle il faut le moins s'attacher. Cette façon de considérer la cavité prépéritonéale à quelque chose d'analogue à la capsule de Tenon nous paraît tout à fait erronée. La description que nous donne M. Paul Delbet [1] est la plus récente et nous paraît tout au moins la plus claire. Nous nous y arrêterons, et cela d'après les conseils de notre maître M. le professeur Gilis.

M. Paul Delbet s'exprime ainsi :

« Entre le *fascia transversalis* en avant et le feuillet *ombilico-vésical* en arrière, s'étend un espace rempli de graisse, *l'espace prévésical ou de Retzius*. Cet espace est limité en avant par la paroi abdominale et le fascia transversalis ; en arrière par l'aponévrose ombilico-vésicale ; sur la ligne médiane et latéralement par le péritoine ; en bas par l'aponévrose pelvienne supérieure, dans l'espace qui sépare l'insertion du fascia transversalis en avant, de l'insertion de l'aponévrose ombilico-vésicale en arrière. En haut et latéralement, cet espace n'est pas clos, mais se continue avec l'espace sous-péritonéal ; en bas et latéralement, la partie inférieure de l'aponévrose ombilico-vésicale, placée de champ et s'insérant sur le bord antérieur de la grande échancrure sciatique, le clot hermétiquement et le sépare de la gaine des vaisseaux hypogastriques et du tissu cellulaire prérectal.

» Ainsi compris, cet espace a la forme d'un demi-cylindre

[1] Paul Delbet ; *in* Traité d'anatomie humaine, Poirier et Charpy, tom. V.

à concavité postérieure, qui embrasse la partie antérieure de la vessie. Sa portion supérieure est rétro-pariétale, sa partie inférieure rétro-pubienne. Il est rempli d'un tissu cellulaire lâche chez l'enfant, plus ou moins chargé de graisse chez l'adulte : ce tissu joue le rôle de séreuse pré-vésicale et facilite la locomotion de la paroi antérieure de la vessie sur la face postérieure de la paroi abdominale et de la symphyse. Dans quelques cas même j'ai constaté la présence d'une bourse séreuse développée dans cet espace derrière la symphyse. Accidentellement, on peut rencontrer dans la cavité de Retzius des ganglions lymphatiques.»

Ces ganglions dont parle M. Paul Delbet, et qu'il dit ne se rencontrer qu'accidentellement dans la cavité de Retzius, ont été découverts par Gérota en 1896. Nous ne partageons pas les idées de M. Paul Delbet à propos de ces ganglions, et nous croyons au contraire qu'ils sont à peu près constants dans la cavité de Retzius. Dailleurs, Gérota en les décrivant paraît avoir cette opinion partagée en tous points par MM. Cunéo et Marcille. Gérota s'exprime à peu près en ces termes dans son article *Ueber die Lymphgefässe und die Lymphdrüsen der Nabelgegend und der Harnblase*, qui parut en 1896 dans *Anatomischer Anzeiger* (Bd. 12):

Tandis que les anatomistes anglais et allemands ont décrit la présence de vaisseaux lymphatiques dans la paroi de la vessie, d'après les recherches de Cruikshank et de Mascani, et plus près de nous d'après Hoggan (les travaux de celui-ci se rapportant exclusivement, il est vrai, à des vessies d'animaux), seul Sappey a mis en doute l'existence de ces ganglions chez l'homme. Albaran (tumeurs de la vessie, 1892) a depuis suivi chez l'homme une partie des lymphatiques de la muqueuse vésicale. Cependant les données des auteurs les plus nouveaux sont encore incertaines pour permettre de résoudre une aussi importante question.

J'ai commencé tout d'abord par faire mes recherches sur les vaisseaux lymphatiques de la vessie au moyen du mercure. Je n'ai pu, au moyen de ce liquide, avec lequel j'ai eu ailleurs des résultats si satisfaisants, arriver à injecter qu'un petit espace du trigone vésical. Dans ces derniers temps, j'ai employé d'autres masses à injections, que je décrirai prochainement dans ce journal, qui m'ont conduit à de meilleurs résultats. Il est notoire qu'il faut distinguer, dans la vessie, les vaisseaux lymphatiques de la muqueuse et ceux de la musculeuse. Les premiers, et cela est bien établi, sont surtout richement développés dans l'étendue du trigone, et s'anastomosent de là avec les vaisseaux lymphatiques de la muqueuse du canal de l'urèthre. Ces vaisseaux se réunissent en petits rameaux qui traversent la membrane musculeuse et passent, en partie isolés, en partie réunis, aux lymphatiques de la musculeuse, dans les ganglions lymphatiques de la paroi latérale du bassin.

L'injection des vaisseaux lymphatiques de la muqueuse, à l'exception de ceux du trigone, est très difficile. Dans un cas, il m'est arrivé de les remplir le long de la paroi vésicale ; il apparut alors un réseau presque aussi richement développé qu'au niveau du trigone. J'ai réussi à injecter complètement les vaisseaux lymphatiques de la musculeuse de la vessie dans deux cas ; dans deux autres cas la réussite a été moins complète. Il faut distinguer ici les vaisseaux lymphatiques de la paroi antérieure de ceux de la paroi postérieure. Ils commencent par un fin réseau dans la couche musculeuse superficielle et se rendent ensuite vers des branches qui se caractérisent par leur trajet flexueux. Ces vaisseaux forment de longues anses et ont peu de valvules. Ils gagnent tous ensemble les parois latérales de la vessie, où ils se continuent avec ceux des artères ombilicales. Dans leur trajet ils rencontrent des ganglions lymphatiques qui se trouvent le long des artères ombilicales et qu'ils traversent.

Avec Waldeyer je désignerai ces ganglions sous le nom de *lymphoglandulæ vesicales laterales*. Je les ai rencontrés dans 7 cas sur 10. Ils sont situés dans la graisse qui revêt les artères ombilicales. Chez les adultes ils sont situés plus profondément que chez les enfants, conformément à la situation plus profonde de la vessie et des artères ombilicales chez l'adulte. Crucikshank et Mascani paraissent avoir connu une partie de ces ganglions.

En outre de ces glandes lymphatiques, il m'est arrivé d'en trouver d'autres encore derrière la symphyse pubienne et dans le tissu adipeux prévésical que je désignerai sous le nom de *lymphoglandulæ vesicales anteriores.*

A ces deux groupes de ganglions lymphatiques (laterales et anteriores) pourrait bien incomber un rôle non sans importance dans la pathogénie si obscure des tumeurs, des processus inflammatoires des abcès de cette région.

Les vaisseaux lymphatiques, au sortir des glandes lymphatiques vésicales latérales et antérieures, se détournent vers la paroi latérale du bassin où ils s'abouchent tantôt dans un ganglion placé au-dessous de l'artère iliaque externe, tantôt dans un ganglion lymphatique qui est placé au-dessous de la bifurcation principale de l'artère hypogastrique.

Voici maintenant la communication que fit M. Bavy à la Société de Chirurgie de Paris en 1899 [1].

« Je vous présente un ganglion, ou plutôt la moitié d'un ganglion, l'autre moitié ayant servi aux préparations ci-jointes et sur lesquelles je vous remets une note que je dois à l'obligeance du Dr Potier, qui les a faites dans le labo-

---

[1] Bavy; *Bulletin et Mémoire de la Société de Chirurgie de Paris,* 1899, pag. 805,

ratoire de M. Cornil, où elles ont été vues aussi par notre collègue Letulle.

» Je l'ai trouvé dans le cours d'une taille hypogastrique chez un enfant de 16 ans qui avait un calcul unique de 15 grammes, et en même temps une cystite intense que l'on avait considérée comme tuberculeuse. Ce ganglion était situé sur la ligne médiane, au-dessous du repli péritonéal, et à 2 centim. environ au-dessus de la symphyse pubienne (la vessie contenait environ 150 à 160 grammes de liquide.) Il a le volume d'un haricot ; il était contre la vessie, au milieu de ce tissu celluleux condensé qui relie le cul-de-sac péritonéal à la symphyse pubienne, espèce d'aponévrose qu'on est obligé d'inciser pour arriver directement sur la vessie.

» Ce n'est point la première fois que je rencontre ce ganglion; il y a quatre ans, dans une opération que je faisais à la maison de santé de Saint-Jean-de-Dieu (méat hypogastrique pour tumeur inopérable de la vessie), je rencontrai deux ganglions du volume d'un fort haricot, situés à 2 centim. et demi à 3 centim. au-dessus de la symphyse pubienne ; l'un était, comme celui-ci, exactement situé sur la ligne médiane, l'autre un peu à droite et au-dessous du premier.

» Je pensais les trouver dégénérés, il n'en était rien: examinés par mon interne, M. Maurice Chaillou, ils furent reconnus comme simplement enflammés, comme celui-ci.

» L'existence de ces ganglions n'a jamais été signalée, que je sache; quels lymphatiques reçoivent ils? Leur coexistence avec la cystite me permet de penser qu'ils peuvent recevoir les lymphatiques de la vessie. En tout cas, je n'ai trouvé ni chez l'un, ni chez l'autre de mes opérés d'autres lésions infectieuses que ma cystite. On doit évidemment les observer rarement; peut-être sont-ils moins rares que je ne le pense, car ils peuvent passer inaperçus s'ils sont petits et s'ils n'attirent pas l'attention.

» Où se rendent ces lymphatiques qui partent de ces ganglions? C'est ce qu'il m'est impossible de dire, je laisse aux
anatomistes le soin de décrire les vaisseaux afférents et efférents ?

» Voici la note qui m'a été remise par le Dʳ Potier :

» La structure ganglionnaire est indiscutable. Il s'agit
d'un ganglion normalement conformé. La capsule, les prolongements capsulaires, les follicules, sont absolument typi-
ques. Les sinus périfolliculaires sont un peu distendus. Les
cellules lymphatiques qui les remplissent paraissent plus
nombreuses, plus tassées que normalement, ce qui indique
un état léger congestif. Les artères ganglionnaires sont
indemnes » (26 juillet 1899).

Nous ferons remarquer, en passant, que M. Bavy se
trompe en croyant être le premier à signaler l'existence de
ganglions dans la cavité de Retzius, car le travail de Gerota
sur cette question est de 1896, tandis que la communication
de M. Bavy n'est que de 1899.

En 1901, MM. Cunéo et Marcille[1] font une communication
à la Société de Chirurgie de Paris à propos de ces ganglions.
Ils divisent les lymphatiques de *la face antérieure* de la vessie
en *deux groupes.* Pour eux, les troncs issus du *segment inférieur* de cette face se portent presque transversalement en
dehors et vont aboutir à un ganglion appliqué sur la paroi
latérale de l'excavation pelvienne, entre le nerf obturateur
et la veine iliaque externe, à quelques millimètres en arrière
de l'anneau crural. Quant aux lymphatiques émanés du *segment supérieur* de la face antérieure, Cunéo et Marcille nous
disent qu'ils se portent d'abord plus ou moins directement
en haut, puis qu'ils se rencontrent bientôt avec les artères

[1] Cunéo et Marcille ; *Bulletin de la Société anatomique de Paris*, tom. III,
1901.

ombilicales, qu'ils croisent en passant, soit sur leur face supérieure, soit sur leur face inférieure. Ces lymphatiques vont aboutir à un gros ganglion appliqué sur la veine ilia-que externe, au niveau du segment moyen de celle-ci ; et sur le trajet de ces vaisseaux, sont appendus des ganglions qui ne sont guère visibles que sur des pièces injectées.

Ces divers travaux nous semblent démontrer l'existence de ganglions dans la loge de Retzius. Nous admettrons donc l'existence de deux groupes de ganglions : le premier groupe situé en avant de la vessie, que Gérota nomme *lymphoglandulæ vesicales anteriores* et qui vont aboutir, d'après Cunéo et Marcille, à un gros ganglion appliqué sur la vessie iliaque externe au niveau du segment moyen de celle-ci, le second groupe, que Gérota désigne sous le nom de *lymphoglandulæ vesicales laterales* et qui sont placés au niveau du point où les lymphatiques croisent les artères ombilicales.

Qu'il nous soit permis de désigner ces ganglions, dans le cours de notre travail, sous le nom de *Ganglions de Gérota antérieurs* et *ganglions de Gérota latéraux.*

CHAPITRE III

PATHOGÉNIE

Ces notions sur les ganglions lymphatiques étant connues, nous nous sommes demandé, et cela sous l'inspiration de notre maître, M. le professeur agrégé Léon Imbert, si les collections purulentes rencontrées dans cette région ne pouvaient pas être considérées comme des infections du système lymphatique et par conséquent comme des adéno-phlegmons.

Gérota et Bavy avaient pensé à établir un rapport entre ces glandes lymphatiques et les poussées inflammatoires de l'espace prévésical. En effet, Gérota ne dit-il pas[1] : « A ces deux groupes de ganglions lymphatiques (*laterales et anteriores*) pourrait bien incomber un rôle non sans importance dans la pathogénie si obscure des tumeurs, des processus inflammatoires et des abcès de cette région ». Bavy, de son côté, s'exprime ainsi[2] : « Il ne me paraît pas douteux que, puisque ces ganglions existent, ils peuvent donner lieu à des adénites et à des péri-adénites suppurées, ce qui m'expliquerait ainsi l'existence de phlegmons et d'abcès de la cavité de Retzius, lesquels sont du reste rares, et qu'on ne peut toujours, tant s'en faut, expliquer par une propagation

---

[1] Gérota, *loc. cit.*
[2] Bavy, *loc. cit.*

de l'infection à travers les parois de la vessie, quand il
n'existe pas de perforation de cet organe. Il existe donc une
adénite de la cavité de Retzius ».

Fort des idées de ces auteurs, nous avons voulu vérifier
l'existence de ces adéno-phlegmons à la lumière de faits
cliniques, et, appuyés sur les observations que nous publions
dans le cours de ce travail, nous croyons pouvoir défendre
cette manière d'envisager les abcès prévésicaux.

Nous avouerons cependant que cette démonstration sou-
lève quelques difficultés. C'est dès le début de son évolution
qu'il faut examiner un adéno-phlegmon pour reconnaître et
affirmer plus tard son existence. En effet, à ce moment-là,
les caractères du ganglion lymphatique sont encore recon-
naissables, tandis que plus tard il est bien difficile de distinguer un phlegmon simple d'un adéno phlegmon, dans une
région où le tissu cellulaire est abondant. Or, c'est précisé-
ment le cas dans les abcès qui nous occupent. Comment
reconnaître à la palpation l'existence d'un ganglion derrière
la symphyse pubienne ? Comment reconnaître, à travers la
paroi abdominale si souvent épaissie par le tissu cellulo-
graisseux, que le ganglion est le siège d'un processus inflammatoire ? Cela nous semble malheureusement bien difficile,
pour ne pas dire impossible. Nous devrons donc nous con-
tenter d'une preuve induite.

Nous nous proposerons donc d'établir que, dans bien des
cas, le phlegmon prévésical est consécutif à l'inflammation
d'une région où les ganglions prévésicaux puisent leurs
vaisseaux afférents.

Les vaisseaux lymphatiques afférents et efférents des ganglions de Gérota sont, il faut bien l'avouer, assez mal con-
nus. On peut cependant admettre, sans invraisemblance, que
tout l'appareil urinaire inférieur, ainsi que l'appareil génital
de la femme, est en relation avec ces ganglions prévésicaux.

C'est donc dans la vessie, l'urèthre, la prostate, les vésicules séminales et l'appareil génital de la femme que nous rencontrerons le plus souvent le point de départ de phlegmons de la cavité de Retzius. Il est bien entendu que nous ne prétendons pas rattacher au système ganglionnaire tous les phlegmons prévésicaux. Nous admettons volontiers qu'il en est d'autres qui reconnaissent certainement une autre origine, ne seraient-ce, par exemple, que ceux qui sont consécutifs à une rupture de la symphyse pubienne.

Bernutz[1] avait déjà pensé à établir une corrélation entre l'abcès et certaines lésions concomitantes. « Il semble » y avoir plus qu'une coïncidence, dit-il, dans cette fré- » quente succession d'actes morbides, siégeant dans les » organes qui appartiennent au même système....., il n'y a » pas nécessité absolue de comprendre le mécanisme d'ac- » tes pathologiques pour qu'on puisse les admettre lorsqu'ils » reposent sur des faits assez nombreux. »

Ce que Bernutz ne comprenait pas, nous pouvons l'expliquer par l'infection lymphatique. Nous avons heureusement des faits plus démonstratifs. Il en est quelques-uns où le rôle de l'infection dans la pathogénie du phlegmon est indiscutable. Ce qui ressort nettement de l'étude attentive de ces cas, c'est que le phlegmon prévésical peut être consécutif à une lésion portant soit sur l'intestin, soit sur l'appareil génital de la femme, soit sur l'appareil urinaire inférieur; nous ne nous occuperons pas des cas où l'infection directe est évidente, comme dans les phlegmons consécutifs à la rupture de la vessie ou à une suppuration de l'appendice, car la pathogénie de ces phlegmons est hors de toute contestation.

Loin d'être aussi affirmatif que M. Hassler, qui nous dit dans un article paru en juillet 1902 dans le *Centralblatt für*

[1] Arch. génér. de méd. juin 1850.

die Krankheiten der Harn und sexual Organ, que les inflammations idiopathiques de la loge de Retzius n'existent pas, nous admettrons volontiers que dans plusieurs observations de phlegmons prévésicaux on ne trouve notés, comme anté-cédents, que des troubles vagues. Ce sont souvent des troubles digestifs, sur lesquels il est impossible ou du moins très difficile d'avoir une opinion ferme. Ces phlegmons sont-ils consécutifs à une entérite ? nous n'oserions l'affirmer, car il s'agit peut-être de simples altérations fonctionnelles. Qu'il nous soit simplement permis d'espérer que doré-navant, l'attention des chirurgiens étant attirée sur ce point, ces cas deviendront de moins en moins nombreux.

Plusieurs auteurs, en s'occupant des collections purulentes de la cavité de Retzius, ont cherché à les diviser. Guyon distingue les inflammations *consécutives* des organes voisins et les inflammations *idiopathiques*. Leusser reconnaît les abcès *symptomatiques* (consécutifs de Guyon) et les abcès *idiopathiques*.

Englisch, de Vienne, donne une division basée exclusive-ment sur l'étiologie. Pour cet auteur, les collections puru-lentes de la cavité de Retzius se divisent en inflammations :

1° *idiopathiques* (dans lesquelles la cause ne peut être démontrée) ;

2° *traumatiques* (consécutives à un traumatisme exté-rieur) ;

3° *métastatiques* (coexistant avec les maladies infectieuses d'autres organes);

4° *consécutives* (comme suite des maladies des organes voisins.

Cette division nous paraît assez rationnelle quoiqu'il nous semble assez difficile d'établir une différence entre les abcès métastatiques et les abcès consécutifs et traumatiques. Il semble que, d'après les idées émises jusqu'ici dans la matière, tout se résume en deux mots : il y a des abcès *idiopathiques*, il y a des abcès *consécutifs*.

Pour nous, nous essayerons de démontrer dans ce travail que les observations des collections purulentes de la loge prévésicale peuvent se classer en deux grandes catégories. Il est des faits dans lesquels l'abcès paraît primitif (idiopathique) ou consécutif à une lésion bien déterminée et dont l'action est facile à comprendre (traumatismes, ruptures de la symphyse pubienne, de la vessie, etc). De cette première catégorie nous ne nous occuperons pas, bornant notre étude aux faits de la 2ᵉ catégorie, faits dans lesquels la suppuration prévésicale succède à une infection d'un organe voisin, sans qu'il y ait communication directe des deux foyers.

CHAPITRE IV

Adéno-phlegmons consécutifs à l'infection de l'appareil urinaire inférieur et de l'appareil génital.

L'infection de l'appareil urinaire inférieur, donnant naissance à des phlegmons prévésicaux, nous paraît absolument démontrée. De nombreuses observations viennent corroborer notre opinion, et les *lymphoglandulæ vesicales anteriores* de Gérota semblent jouer un rôle prépondérant.

Ici, nous rencontrons des blennorrhagies, des cystites hypertrophiées de la prostate et des infections consécutives à des chancres ou à des végétations. Le processus inflammatoire nous paraît tout à fait démontré, et il semble que l'on puisse suivre l'agent pathogène dans sa progression ascendante, partant de la vessie, du canal de l'urèthre, de la prostate ou du vagin, pour aller infecter les ganglions de Gérota en suivant la voie lymphatique.

D'ailleurs, l'opinion que nous soutenons ici a déjà été émise, mais toujours avec une certaine hésitation, par divers auteurs. Duplay[1] ne s'exprime-t-il pas en ces termes à propos des phlegmons prévésicaux consécutifs à la blennorrhagie :

« Quoique le développement du phlegmon dans ce cas puisse s'expliquer par la propagation de l'inflammation de

---

[1] Follin et Duplay *in Traité élémentaire de Path. ext.*, tom. V, pag. 758.

la vessie au tissu cellulaire prévésical, cependant on ne
saurait se refuser d'admettre une sorte d'influence générale
qu'on est bien forcé d'accepter pour expliquer certaines
manifestations éloignées de la blennorrhagie ».

Cristol, dans sa thèse (Montpellier 1887) se demande lui
aussi pourquoi on ne pourrait pas admettre que le gonocoque, au lieu de se porter à l'articulation du genou, s'est porté
dans le tissu prévésical, pour y déterminer une inflammation
suppurative analogue à celle qu'il aurait déterminée dans
une articulation.

Ce que Duplay, Cristol et d'autres auteurs n'osaient affirmer, nous, fort des découvertes de Gerota et appuyé par
les faits cliniques, nous croyons pouvoir dire : il y a des
adéno-phlegmons de la cavité de Retzius consécutifs à une
infection blennorrhagique, à une cystite, à une prostatite, à
un chancre, à des papillomes.

Voici d'ailleurs quelques observations où l'étiologie gonococcique du phlegmon ne nous paraît pas douteuse :

Observation Première.

In Thèse Labuze (Paris 1871). (Résumée).

L... Jean 27 ans, garçon d'hôtel, entre à la Charité le 3 Avril 1861,
salle St-Michel, n° 13.

Blennorrhagie il y a deux mois, guérie au bout de 30 jours, pas de
troubles à la miction. Il y a 8 jours, après de fortes coliques on vit
se développer à la région hypogastrique une tumeur douloureuse
qui peu à peu s'est étendue du pubis à l'ombilic.

12 avril. — Fluctuation de la tumeur, incision, évacuation d'une
grande quantité de pus.

20. — Guérison complète.

Le résumé de cette première observation peut ne pas
paraître très concluant, car on peut faire remarquer qu'il y

a eu un accès de fortes coliques huit jours avant l'apparition du phlegmon. Cela est indiscutable, mais nous avons préféré cependant produire cette observation à propos de la blennorrhagie, parce que la crise de coliques n'a eu lieu qu'une fois, et que la blennorrhagie datait de deux mois déjà.

Nous avons heureusement des observations beaucoup plus concluantes.

Observation II.

Rhumatisme blennorrhagique. — Pelvi-péritonite. — Phlegmon de la loge de Retzius. — (2 ponctions. — Guérison). (*In* thèse Mascarez) (Lille 1881).

F... Maria, âgée de 21 ans, domestique, entre dans le service de M. le professeur Wannebroucq, salle Ste-Marguerite, lit 10, le 24 octobre 1879.

Depuis trois jours, elle ressent des douleurs au niveau de quelques jointures (épaules, genoux), le genou droit surtout est très sensible.

Les parents de cette jeune fille ne sont pas rhumatisants ; quant à elle, elle n'a jamais ressenti la moindre douleur dans les articulations.

Elle fait les dénégations les plus complètes au sujet des rapports sexuels.

Le genou droit est le siège d'un gonflement assez considérable et d'une rougeur vive ; par la palpation, on sent que sa température est plus élevée que celle du genou gauche. Sensation de flot dans l'articulation du genou.

On constate aussi un peu d'écoulement leucorrhéïque qui aurait augmenté depuis quelques jours.

L'émission des urines est très pénible.

La chemise est couverte de nombreuses taches vertes, purulentes.

Pas d'albumine dans les urines.

Le doute n'est pas possible, la malade est atteinte de blennorrhagie et rhumatisme mono-articulaire spécifique.

Nous avons recours au baume de gurgum contre la blennorrhagie et nous immobilisons le genou droit dans une gouttière.

5 ou 6 jours après son entrée, la malade perd du sang; ce n'est pourtant pas l'époque de ses règles, le bas ventre est très sensible.— Un peu de fièvre le soir.

Toucher vaginal. — Le cul-de-sac postérieur est rempli par une tumeur dure, résistante, présentant le volume d'une orange ordinaire.

Les culs-de-sac latéraux, principalement le droit, sont légérement envahis.

Ainsi une pelvi-péritonite s'était déclarée.

Etat stationnaire pendant quelque temps.

Vers le milieu de Janvier 1880, la tumeur est moins volumineuse, elle diminue lentement. — Le genou est moins douloureux.

Le 16 février, la malade se plaint de douleurs très intenses siégeant à la région hypogastrique. La miction est douloureuse.

Nous examinons l'abdomen et nous voyons qu'il existe une légère proéminence au-dessus du pubis sur la ligne médiane

La palpation donne la sensation d'une tumeur dure, résistante.

19.— *Toucher vaginal* : On ne trouve plus de trace de pelvipéritonite. Mais, au moyen de l'index, on sent une tumeur qui occupe le cul-de-sac antérieur et qui adhère fortement à la face postérieure du pubis et de ses branches, car il est impossible de pénétrer entre ce dernier et la tumeur.

Le col de l'utérus est porté en arrière.

Palpation. — Empâtement s'étendant de la face postérieure du pubis jusqu'à un centimètre au-dessus de l'ombilic, dépassant à gauche la ligne médiane de 5 à 6 cm. et se prolongeant à droite dans la direction de la fosse iliaque. Matité à la percussion.

Absence de fluctuation.

On porte le diagnostic : Phlegmon de la loge de Retzius.

20.— Température : M. 39.— S. 39°3, inflammation des bourses séreuses trochantériennes et olécrâniennes.

21.— Température : M. 39 — S. 38°9. La peau rougie légèrement est adhérente à peu près à égale distance du pubis et de l'ombilic ; à ce niveau, on constate de la fluctuation.

On pratique une première ponction à gauche de la ligne médiane, on retire un demi-litre d'un liquide purulent d'une odeur repoussante. Soulagement.

3

A partir du 21, la température, qui s'était maintenue entre 39 et 39,4, descend à 38, 2 pendant deux jours pour atteindre de nouveau 38, 8 le 23 février.

24. — Il paraît s'être reformé du pus en aussi grande quantité qu'avant la première ponction.

25. — 39,5. La région hypogastrique est dure, très sensible et légèrement proéminente.

26. — 39,6, les douleurs sont vives.

29. — Les urines ne contiennent plus de sang.

On fait une ponction à droite de la ligne médiane.

On obtient comme la première fois un demi-litre d'un liquide purulent.

2 Mars. — On pratique le toucher vaginal ; l'empâtement est considérable à la face antérieure du pubis moins résistant.

L'abdomen n'a plus augmenté de volume.

La tumeur diminue et les douleurs sont beaucoup moins intenses.

5. — On ne trouve plus d'empâtement que derrière le pubis et vers la fosse iliaque droite.

L'état est très satisfaisant.

Vers la fin de mars, la malade sort complètement guérie.

Observation III

In thèse CASTADENA Y CAMPOS (Paris 1878)

Au temps où M. Duplay était encore interne, il vit arriver à son service un malade qui se plaignait de douleurs dans le bas-ventre. C'était un homme de 25 ans, grand et fort. Il y avait quelque temps qu'il souffrait d'une blennorrhagie quand, tout à coup, il se sentit pris de douleurs à l'hypogastre et éprouva une certaine difficulté à uriner, quoiqu'il n'eût pas une véritable rétention. En outre, il portait une tumeur à l'hypogastre sur la ligne médiane, au-dessus du pubis, semblable à une vessie distendue par l'urine. M. Duplay posa le diagnostic de phlegmon prévésical après cathétérisme de la vessie. La marche de la maladie vint confirmer le diagnostic, la tumeur ayant terminé par suppuration, la fluctuation se fit sentir au-dessus du pubis, on ouvrit l'abcès et peu de temps après le malade sortait guéri.

A côté des blennorrhagies aiguës nous allons citer des
observations où les phlegmons prévésicaux ont apparu à la
suite d'une uréthro-vaginite chronique, d'une blennorrhagie chronique, d'une cystite, d'une hypertrophie de la prostate, de rétrécissements blennorrhagiques.

Observation IV

Urétro-vaginite chronique. — Cystite secondaire. — Phlegmon de la cavité
prépéritonéale de Retzius. — Progrès médical 188 5, n° 22, page 441 (Résumée

Eugénie P..., 31 ans, entre à Necker le 25 janvier 1884. Service
de M. le professeur Guyon.

Pas d'antécédents héréditaires. Pas d'antécédents personnels.
Premières règles à 18 ans. Les règles disparurent en 1881. Vaginite
en 1878. Il y a 6 ans, à la suite d'une longue course, elle fut
mouillée, et le soir même apparition des symptômes de pelvi-
péritonite, vives douleurs abdominales, phénomènes de cystite.
Elle rentre alors dans un hôpital où elle fut traitée pour ses symptômes vésicaux. Elle sort de l'hôpital n'ayant obtenu aucune
amélioration. Après un long séjour à la campagne, elle rentre à
Necker.

Toute la région hypogastrique, depuis le pubis jusqu'à l'ombilic,
est tuméfiée, douloureuse à la palpation, sonore à la percussion,
chaude, sans empâtement, ni rougeur de la peau. Le vagin est
comme rétréci, sa muqueuse est chaude, boursouflée, l'utérus
est en situation normale, mais absolument immobilisé. Entre
l'utérus et la face postérieure de la vessie on constate l'existence
d'une petite masse indurée. Toucher rectal négatif.

Toutes les demi-heures, miction extrêmement douloureuse et
très peu abondante. Pas d'hématuries, urines troubles qui contiennent un épais dépôt muco-purulent.

M. Guyon pose le diagnostic de phlegmon péri-utérin. Les choses
restèrent dans cet état pendant quatre mois. La malade vomissait
tout ce qu'elle prenait, souffrait beaucoup, urinait fréquemment.
Le 11 juillet, M. Segond, suppléant de M. le professeur Guyon, pra-

tique la dilatation forcée du sphincter vésical pour lutter contre l'extension de cette cystite aux uretères et aux reins.

Cette opération n'a donné aucun résultat ; il n'y a pas eu d'incontinence. L'état général s'aggrave chaque jour, et cette femme succombe le 5 août.

Observation IV

Blennorrhagie ancienne. — Rétrécissement. — Thèse de MEIGNANT. Paris, 1895 (communiquée par M. LEGUEU).

G. G. 34 ans, entré à la clinique de Necker, salle Velpeau n° 24, le 25 mars 1894.

Il souffre depuis quelques semaines dans le bas-ventre, il y éprouve des douleurs vagues qui, depuis deux jours surtout, le préoccupent ; il a constaté lui-même la présence d'une induration en plaque, dont la palpation le fait souffrir.

Ancien blennorrhagique, il présente, depuis longtemps déjà, des troubles urinaires ; depuis six mois surtout, il urine difficilement, il est obligé de faire des efforts, le jet est très petit, tout déformé ; cependant il n'a jamais eu de rétention complète.

Les urines sont claires ; le canal présente, dans la traversée pénienne, de nombreux anneaux, qu'une boule n° 14 parvient cependant à franchir, mais elle s'arrête à la partie la plus profonde du périnée. Là, se trouve un rétrécissement plus serré, qu'on ne peut franchir qu'avec une bougie filiforme n° 6. On trouve à l'hypogastre une tuméfaction qui dessine les limites d'une vessie distendue ; par ailleurs, il n'y a pas de fièvre, l'état général est assez bon ; l'appétit est cependant diminué depuis quelques jours et la langue est sèche. On conseille au malade d'entrer à l'hôpital, et on lui laisse, comme on fait toujours en pareil cas, la bougie à demeure.

Il la garda deux jours : à ce moment l'interne du service, M. Bauzet, remarqua que malgré le séjour de la bougie à demeure, la vessie ne s'était pas vidée et que la même tuméfaction qu'à l'entrée persistait à l'hypogastre. Il remarquait, en outre, que cette tuméfaction était plutôt un empâtement qu'une sorte de plastron inflammatoire, que le globe régulier en était formé par une vessie distendue et il me pria d'examiner ce malade.

Il existait en effet au-dessus du pubis une tuméfaction profonde
sous-musculaire dont rien à l'extérieur ne pouvait indiquer la
présence. La peau n'était ni soulevée, ni changée dans sa coloration : mais on sentait au-dessous de la paroi comme un gâteau
formé d'infiltration et d'inflammation, qui en bas se perdait au-
dessous et en arrière du pubis, à droite et à gauche dépassait de
deux travers de doigt le rebord externe des muscles droits et en
haut se terminait par une ligne convexe à deux centimètres
au-dessous de l'ombilic. Il n'y avait pas de trace de fluctuation,
mais la pression, surtout en bas, était douloureuse et le malade
ressentait à ce niveau, de temps en temps, quelques élancements.
Il y avait eu un peu de fièvre, la veille 38°6 : la langue était
sèche, le malade ne se trouvait pas bien, il dormait mal. Je ne
pensai pas que la vessie seule pût expliquer le développement
de la tuméfaction, d'autant plus que par le toucher rectal, on ne la
sentait pas distendue, et qu'aucune transmission ne se faisait de
l'hypogastre vers la profondeur. Je portai donc le diagnostic de
péricystite antérieure en voie de suppuration.

Mais la cause de ce phlegmon ne pouvait être recherchée que
dans le milieu de la vessie : bien que celle-ci ne me parût pas
distendue, je ne pouvais pas affirmer qu'il ne restait pas après
chaque miction quelques grammes d'urine septique, et, comme le
canal ne pouvait avec ses rétrécissements laisser passer une sonde
suffisante, je conclus à la nécessité de pratiquer l'uréthrotomie
interne. Celle-ci, je ne pus la faire que le lendemain, la vessie contenait 100 grammes d'urine, elle fut lavée à la solution argentique
au millième, et la sonde n° 17 fut laissée à demeure.

Les jours suivants, loin de disparaître, la température présenta,
chaque soir, les oscillations de la fièvre rémittente continue : l'état
général se maintenait mauvais, mais au point de vue local, les douleurs devenaient moins diffuses et moins intenses, elles se locali-
saient en un point précis à quelques centimètres au-dessus du
pubis, et il y avait là de temps à autre quelques élancements douloureux. La tuméfaction n'avait ni diminué ni augmenté : la peau
ne présentait aucun changement de coloration ; on ne trouvait
aucune trace de fluctuation, c'était partout une induration égale,
et pas plus dans le sens transversal que dans le sens vertical, on ne
pouvait sentir une transmission d'une main à l'autre.

Je conclus cependant à l'existence d'une collection suppurée prévésicale, à la nécessité d'une intervention immédiate, et M. Guyon,
qui vit le malade à ce moment, confirma mes prévisions et me pria
de l'opérer.

Une incision hypogastrique de 6 centimètres, dont l'extrémité
inférieure atteignait presque la symphyse du pubis, me conduisit à
travers des tissus indurés et infiltrés, où il n'était plus possible de
reconnaître les couches musculaires et aponévrotiques de la loge
prévésicale. Dès que fut ouvert le feuillet postérieur de la racine
des droits. ou le tissu qui la remplaçait, quelques gouttes de pus
s'échappèrent qui furent aussitôt recueillies dans des pipettes
stérilisées. Le doigt, introduit dans l'ouverture agrandie; trouvait
une toute petite cavité siégeant en arrière du muscle droit et à
droite : mais sur la paroi postéro-inférieure de cette petite cavité,
une perforation dans laquelle l'index eut d'abord peine à s'engager,
conduisait dans une énorme cavité, d'où une quantité de pus cré-
meux égale à environ 200 à 300 grammes s'échappa après le retrait
du doigt.

Il y avait donc un abcès en bouton de chemise. La cavité était
développée au-dessus et en arrière de la vessie; elle formait en réa-
lité la paroi inférieure de la poche. Après lavage antiseptique, un
drainage avec de gros tubes fut établi et le pansement terminé.

Le lendemain, la température avait baissé ; le malade se trouvait
soulagé.

Nous venons de citer deux observations de blennorrhagie
ancienne, l'une compliquée de rétrécissement. Voici maintenant une observation de rétrécissement post-blennorrha-
gique avec cystite ayant déterminé un phlegmon de la loge
de Retzius.

Observation V.

Blennorrhagie. — Rétrécissement. — Cystite. — Phlegmon de l'espace prévésical. — *In* Paul MEIGNANT. (Thèse de Paris 1895).

B... Lucien, âgé de 48 ans, imprimeur, entre le 9 mai 1887 à
l'hôpital Cochin, salle Bichat.

N'a jamais joui d'une santé parfaite : enfant, il était maladif et chétif.

A 17 ans, fièvre typhoïde dont il ne se remet que lentement, six mois après le début.

Plusieurs blennorrhagies, la dernière contractée il y a huit ans, c'est-à-dire à 40 ans : ne s'est pas bien guérie, et a déterminé un rétrécissement, car le malade urinait difficilement par un filet très mince ; il pissait sur ses bottes.

En 1883, il entre à l'hôpital pour des douleurs abdominales avec vomissements bilieux. On le sondait déjà et on lui donnait de la glace.

En 1884 et 1886, il est entré de nouveau à l'hôpital pour les mêmes phénomènes.

Il entre à Cochin en mai 1887.

Examen le 25 mai. Son état n'a pas changé depuis son entrée à l'hôpital. La maladie a commencé par un violent mal de tête. Des hémorroïdes qu'il portait depuis longtemps se mirent à saigner, et il perdit ainsi beaucoup de sang.

Sa langue est couverte d'un enduit blanchâtre peu épais, la bouche est mauvaise, l'appétit perdu.

Douleurs abdominales spontanées, continuelles et violentes : le creux épigastrique n'est pas douloureux à la pression, l'estomac n'est pas dilaté ; le ventre est un peu gros, mais c'est l'état habituel chez ce malade présentant un certain embonpoint : ni vomissements ni nausées.

La région hypogastrique et les fosses iliaques sont douloureuses à la pression. A l'hypogastre, on sent sur la ligne médiane une tumeur dépassant le pubis et s'étendant à 4 ou 5 centimètres de chaque côté, tumeur dure et douloureuse à la pression.

Les selles sont irrégulières et diarrhéiques. Au commencement de sa maladie, il avait de fréquentes envies d'aller à la selle.

Pour ce qui est de l'appareil génito-urinaire, on sent qu'il a eu un rétrécissement et probablement aussi une cystite qui a déterminé sans doute les accidents qui l'ont fait entrer l'hôpital.

Il y a 15 jours, quand il a commencé à souffrir dans le bas-ventre, il a eu des envies fréquentes d'uriner suivies d'émissions peu abondantes.

Aujourd'hui ses envies sont devenues moins fréquentes, et il vide à peu près complètement sa vessie ; on le sonde immédiatement après qu'il a uriné et on n'obtient que quelques gouttes, environ 20 grammes d'urine.

Ces urines ont une odeur ammoniacale, elles ne sont pas sanguinolentes, elles laissent déposer un sédiment abondant, blanchâtre, que l'examen microscopique montre formé par d'innombrables globules de pus, quelques cellules épithéliales et quelques globules rouges. Il n'y a pas d'albumine.

La prostate n'est ni volumineuse, ni douloureuse, le bas-fond de la vessie n'est pas douloureux et on ne sent pas de tumeur.

Le cœur et les poumons sont sains.

La température oscille entre 37° et 38° et quelques dixièmes.

Le faciès est abattu : teint pâle, jaune.

Diagnostic. — Nous sommes donc en présence d'une cystite accompagnée soit d'un phlegmon du tissu cellulaire qui entoure la vessie, phlegmon dû à une infiltration d'urine par la portion membraneuse de l'urèthre, soit d'un néoplasme des parois.

Le canal de l'urèthre, étant rétréci en plusieurs points, ne permet pas de pratiquer le cathétérisme explorateur avec une sonde métallique et laisse le diagnostic en suspens.

Traitement : antifébrine 0,60. Lavages boriqués.

Le 4 juin, la fièvre s'élève à 40°.

On a voulu chercher dans l'état des poumons la raison de cette élévation de température ; et M. Fournier, en raison de quelques râles sibilants et ronflants des sommets, en raison d'un souffle doux au niveau de la quatrième vertèbre dorsale attribué à la compression des bronches, porte le diagnostic d'induration tuberculeuse des deux sommets, malgré l'absence des signes rationnels.

D'un autre côté, on trouve la douleur abdominale plus marquée. La tumeur qu'on sentait à l'hypogastre a fait de notables progrès, elle est maintenant visible, elle est arrondie, dure et douloureuse et s'étend sur la ligne médiane jusqu'à 4 centimètres au-dessous de l'ombilic, sur les côtés jusqu'à deux travers de doigt des deux épines iliaques antéro-inférieures.

Nous pensons donc être en présence d'une affection inflammatoire du tissu cellulaire périvésical.

La ponction exploratrice avec l'appareil Potain retire 30 à 40 grammes d'un pus louable bien lié, sans mauvaise odeur.

Opération le 5 juin. — Le malade a éprouvé un soulagement notable qui lui a permis de dormir un peu, ce qu'il n'avait pu faire depuis plusieurs jours.

Après avoir fait raser le bas-ventre, les bourses et le périnée et s'être entouré de toutes les précautions antiseptiques, M. Legueu procéda à l'ouverture de l'abcès sans endormir le malade, après une simple injection sous-cutanée de cocaïne. Incision sur la ligne médiane, au-dessus de la symphyse, d'environ 5 centimètres : incision méthodique du tissu cellulaire, un trocart est alors enfoncé dans la cavité de Retzius pour guider le scalpel, et l'incision faite jusqu'à la profondeur indiquée donne issue à une notable quantité de pus franc, bien lié, sans odeur fétide. On trouve un décollement en haut, à gauche et à droite ; du côté de la symphyse, il y a du tissu induré, sans décollement, on passe deux drains et on lave la cavité, le pus sort en quantité par les tubes, pansement iodoformé et double spica.

Le pus sorti peut être évalué à 200 grammes au minimum.

Trois jours après, le pansement est renouvelé, les pièces sont à peine souillées ; lavages phéniqués, la fièvre est tombée complètement.

Le 14 juin, M. Legueu défait le pansement à peine souillé, enlève les drains et refait un pansement iodoformé. Pas de fièvre, le malade ne souffre plus, la prostration disparaît, l'appétit renaît.

Le 22 juin, la plaie est à peu près cicatrisée. On sent encore un peu d'induration au-dessus de la symphyse et sur les côtés de la ligne médiane. Nouveau pansement.

Le 28 juin, le malade sort guéri.

Observation VI

Phlegmon prévésical — Cystite chronique — Rétrécissement — Mort.
Thèse de Christol, Montpellier 1887

Augustin L... 54 ans, mécanicien, entré le 24 Janvier 1885 à l'hôpital de la marine à Brest pour un phlegmon et une cystite chronique; température soir 37°8. On constate au-dessus du pubis de la rougeur à la peau ; la région hypogastrique est très tendue et sensible à la pression. La douleur persiste dans une zone assez étendue. Le

malade éprouve par moments des selles involontaires, principalement au moment de la miction. — Peu d'appétit.

Parmi les antécédents morbides une cystite il y a 18 mois, suivie
d'orchite suppurée ; cette cystite était due à un rétrécissement sur-
venu 15 ans après une uréthrite. Enfin, le malade raconte que, 15
jours avant d'entrer à l'hôpital, il a eu une attaque de nerfs.

La vessie ayant été évacuée au moyen d'une sonde en caout-
chouc (il s'écoule 250 gr. environ de liquide) et cette évacuation ne
modifiant en rien la consistance de la paroi abdominale, on pratique
avec un aspirateur Dieulafoy une ponction exploratrice qui permet
de constater la présence du pus.

Le malade ayant été chloroformisé, on pratique sur la ligne
médiane, à deux travers de doigt au-dessus du pubis, une incision
longue de trois centimètres. Les tissus sont divisés couche par
couche avec le bistouri et la sonde cannelée. L'aponévrose des
muscles droits ayant été sectionnée, le doigt pénètre dans une
cavité purulente.

Issue de 30 gr. environ de pus sanguinolent. Lavage phéniqué.
Introduction d'un drain. Légère hémorragie lors de l'incision.

25. — Ce matin le malade se trouve très soulagé. Il a bien dormi.
Temp., matin 37° — Temp., soir 37° 4.

26. — Introduction d'une sonde de Nélaton dans la vessie, issue
de 200 gr. d'urine environ. L'urine tient en suspension beaucoup
de pus. Temp., matin 36° 2. — Temp., soir 36° 4.

27. — Temp., matin 36° 4 — Temp., soir 36° 4.

28. — Temp., matin 36° 2 — Temp, soir 40. — Le malade n'ayant
pas uriné depuis le matin malgré la sonde à demeure, on procède à l'examen de cette sonde, dont l'œil n'est pas bouché. On
replace la sonde dans la vessie. L'urine ne s'écoule qu'en très petite
quantité, le pansement n'est pas mouillé.

29. — Temp., matin 38° 6 — Temp., soir 38° 6. — Le matin, le
malade se trouve mieux. Il a pu dormir bien que souffrant un peu
du ventre. Issue par la sonde d'une quantité d'urine considérable.
Le pansement est peu mouillé.

30. — Temp., matin 39° 1. — Temp., soir 39° 2 — Douleurs hypogastriques prononcées ; urines abondantes par la sonde. Pas de
selles. Le malade meurt le 31 Janvier à 4 heures 1/2 du matin.

Observation VII

Hypertrophie de la prostate — Incontinence d'urine. — Phlegmon de la loge de
Retzius — (Par C. Hasseler, médecin praticien de la clinique chirurgicale privée
du professeur Dr Emile Burckardt de Bâle.— In Centralbl. für die Krankheiten
der Harn und sexual Organ): — (Band XIII. - Heft 7. - 1902). (Résumée).

N. N... 63 ans, rentier, entre à la clinique le 25 Janvier 1901.
A eu il y a 35 ans une gonorrhée guérie sans complications. Souffre
depuis 7 ans d'un catarrhe de la vessie qui lui revient de temps en
temps et qui causa il y a trois ans une hypertrophie de la prostate.

Le malade rentre pour la première fois à l'hôpital en octobre
1899 pour hypertrophie de la prostate et incontinence d'urine. On
lui pratique la cautérisation de la partie postérieure des lobes mé-
dians et latéraux d'après la méthode de Bottini. — Suites de
l'opération bonnes. — Traitement ultérieur : lavement quotidien
boriqué ; plus tard, injection de l'émulsion iodoformée.

Quitte l'hôpital le 28 octobre 1899.

16 décembre. — Etat général excellent. Prostate hypertrophiée
latéralement très molle, très rénitente, assez douloureuse au toucher.

3 mars 1900.—Urine 10 à 15 fois par 24 heures. A la fin de la miction, il arrive du liquide prostatique. Le lobe droit de la prostate
est douloureux, plus volumineux que le gauche. A l'examen de la
vessie, on voit des vésico-trabécules. Dans le lobe prostatique gauche, on remarque un sillon très enflammé, dans le lobe droit, moins
d'inflammation. Le lobe médian est normal.

18 avril.— Pas de liquide prostatique. Etat général bon. Neuf à
douze mictions par 24 heures. Urines troubles. La prostate est
notablement hypertrophiée, surtout dans le lobe gauche.

1er juin. — Bon état général, plus de prostatorrhée.

18 février 1901. — Depuis 14 jours, fréquentes envies d'uriner,
dix-sept mictions par jour très difficiles. Urine acide, stérile.
Résidu 75 cm. cubes. Capacité, 400 cm. cubes. A l'examen cytos-
copique, la muqueuse vésicale est hypertrophiée, la prostate est
hypertrophiée avec de profonds sillons inflammatoires sur le lobe
gauche. Le malade s'alite le 24 février. Mictions toutes les heures,
très douloureuses. Temp. 24 février soir, 38°4 .

25. — Le malade rentre à l'hôpital pâle, la langue n'est pas chargée, l'haleine est fétide. Tympanisme. Derrière la symphyse on sent une tumeur douloureuse, de la grosseur du poing, située surtout du côté gauche de la ligne médiane. Après avoir vidé la vessie (qui contenait 70 cm. cubes), la tumeur persiste. Elle s'étend très nettement jusqu'à un point également distant de l'ombilic et du pubis. Prostate hypertrophiée. Urine concentrée, opalescente, contenant des corpuscules rouges, des leucocytes, des cellules à grands noyaux. Temp. soir, 38°1. Diagnostic, abcès péricystique.

Traitement. — Compresses chaudes de Priessnitz sur l'hypogastre. Lavement. Urotropine. Le soir, injection de morphine.

27. — La tumeur est un peu augmentée de volume ; un peu douloureuse. La peau est œdématiée.

4 mars. — La tumeur monte jusqu'à un travers de doigt au-dessous de l'ombilic. Peau œdématiée.

5. — Incision de 10 centimètres de longueur du pubis à presque l'ombilic. Après l'incision de la peau, on arrive sur quelque chose d'œdémateux et de graisseux. Les couches des tissus sous-jacents sont lardacées, dures, cassantes et s'effritent en plusieurs couches. Tout le tissu est infiltré, mais on ne trouve aucune accumulation de liquide ou de pus. On a fait des cultures du tissu infiltré, et on a trouvé le staphylocoque pyogène. La plaie a été laissée ouverte et tamponnée.

10. — Depuis hier l'urine est trouble. Cystite.

18. — A la pression, il s'évacue de deux endroits de la surface granuleuse, près du bord supérieur, de la profondeur de l'abdomen, du pus épais, jaune, dans lequel on trouve bactériologiquement du staphylocoque pyogène doré. Pansement humide d'acétate d'aluminium à 1 %. La nuit, cathéter à demeure. Lavage de la vessie à l'eau boriquée. Bismuth et opiacés contre la diarrhée.

19. — Changement de pansement. Le pus sort en pressant sur la surface infiltrée. Pansement humide.

23. — Il ne sort plus qu'un sérum jaune de l'endroit où sortait le pus. Mictions tous les cinq quarts d'heure, douloureuses. Urines claires. Selles fréquentes.

31. — L'infiltration est à peine perceptible. Le malade se lève.

11 mai. — Le malade sort de l'hôpital, guéri.

Comme on peut facilement s'en rendre compte, les adéno-phlegmons de la cavité de Retzius, consécutifs à une blennorrhagie ou à une complication de cette affection, sont relativements fréquents. Nous ne dirons pas cependant que les collections purulentes de la loge de Retzius sont une des complications fréquentes de la gonococcie, mais nous sommes heureux de pouvoir démontrer cliniquement leur existence. Connaissant l'anatomie des lymphatiques de l'espace prévésical, il nous semble logique d'admettre ici un rapport de cause à effet entre la blennorrahgie, l'hypertrophie de la prostate, les rétrécissements et les adéno-phlegmons de l'espace prévésical. Pour les cystites, le processus est encore plus simple, car les lymphatiques de l'espace de Retzius sont pour ainsi dire en rapport avec ceux de la muqueuse vésicale.

A côté de ces observations nous allons en citer deux, où les adéno-phlegmons sont consécutifs, dans l'un des cas, à des papillomes et, dans l'autre, à un chancre.

Dans les deux cas, il est raisonnable d'admettre que l'abcès de la cavité de Retzius est dû à une infection des ganglions par le chancre ou les papillomes. Cette idée était, du reste, venue à l'esprit de M. Castera, chirurgien de l'hôpital de Lunéville, quand il publiait l'observation que nous rapportons ici. Quant à l'observation où sont notés les papillomes comme porte d'entrée à l'infection ganglionnaire de l'espace prévésical, nous la devons à notre Maître, M. le professeur-agrégé Léon Imbert, qui l'a publiée dans le *Montpellier Médical* d'octobre 1902, en collaboration avec le Dr Gaujon.

Observation VIII

Due à l'obligeance de M. le professeur-agrégé L. Imbert.

Blennorrhagie ancienne.— Papillomes.— Phlegmon de la cavité de Retzius.

Le malade est un homme de 25 ans environ, sans hérédité pathologique intéressante; lui-même a été atteint de fièvre typhoïde, à
l'âge de 7 ans ; à 18 ans il contracte une blennorrhagie aiguë qu'il
traite d'une façon irrégulière par les lavages de permanganate et le
protargol. L'écoulement, qui s'était compliqué d'épididymite droite,
passe alors à l'état chronique, avec des poussées intermittentes. En
août 1901, la goutte persiste encore le matin ; le premier jet contient de nombreux filaments, il n'y a aucun signe de cystite ; la
prostate n'est ni douloureuse, ni augmentée de volume ; à droite,
la queue de l'épididyme présente un noyau induré, vestige de l'ancienne épididymite ; il n'y a pas de rétrécissement; *sur le gland on
constate seulement 5 ou 6 petits papillomes, dont le plus gros ne
dépasse pas le volume d'une lentille.* Instillations de nitrate d'ar-
gent dans l'urètre postérieur, du 150e au 50°. Le 15 septembre, le
malade est très amélioré, la goutte a disparu, les filaments se font
rares.

Il se marie le 1er octobre. — La maladie actuelle débute le 4 octobre, 4 jours après son mariage. Ce jour-là, se produit dans le
bas-ventre, à la racine de la verge, une douleur assez vive qui
demeure stationnaire pendant une semaine environ.

Le 11, après une longue promenade en voiture, le malade est pris
de mictions fréquentes, douloureuses à la fin. On se borne à con-
seiller le repos, des bains de siège, un régime léger. Le 13, l'état
s'est aggravé ; les mictions sont très fréquentes et douloureuses, il y
a du ténesme rectal et vésical. L'écoulement n'a, du reste, pas
reparu. L'urine est claire et ne renferme ni sang, ni pus. La région
sus-pubienne est très douloureuse à la palpation, le ventre est
tendu. La prostate fait une forte saillie dans le rectum, il s'est produit en même temps un petit paquet hémorrhoïdal. On pense à un
abcès de la prostate et on ordonne le régime lacté, des diurétiques,
l'urotropine, grands bains tièdes, suppositoires opiacés et bella-
donés, lavements chauds.

Au bout de deux jours, les symptômes se calment, les mictions deviennent beaucoup moins douloureuses et moins nombreuses, selles régulières, urines toujours claires. Mais la palpation du bas-ventre est pénible, et l'on perçoit au-dessus du pubis une tuméfaction douloureuse, submate ayant à peu près le volume d'un utérus gravide au troisième mois. Cette exploration est, du reste, rendue très difficile par la contracture de la paroi abdominale. Il ne s'agit assurément pas de la vessie, car un cathétérisme pratiqué facilement du reste et sans douleur, avec une sonde de Nélaton, indique que cet organe se vide bien: La prostate est toujours très saillante dans le rectum, mais non douloureuse. Pendant toute cette période, la température se maintient entre 38 et 39°.

L'état reste stationnaire jusqu'au 23 octobre ; ce jour-là on constate que la tumeur a augmenté et arrive à l'ombilic ; elle s'est étendue également dans la direction des fosses iliaques ; prostate toujours très saillante et peu douloureuse. C'est à partir de ce jour-là seulement que le malade est soumis à notre observation.

Etat du malade le 24 octobre. — T. 38°,5, pouls 100. — Tuméfaction de la région hypogastrique mate, douloureuse à la pression, arrondie, à concavité supérieure, nettement médiane, lisse et résistante. La peau est un peu rouge au-dessus du pubis. Le périnée n'est ni tuméfié ni douloureux, il existe un petit paquet d'hémorrhoïdes externes, mictions toutes les deux heures, faciles et indolores. La prostate paraît avoir un volume énorme, on n'en sent pas nettement les limites et elle paraît fusionnée avec la masse de la tumeur ; celle-ci est nettement perçue par le palper bimanuel, on constate de la fluctuation. *Un papillome de la verge est ulcéré.*

Le 25. — Incision hypogastrique, médiane; la paroi ouverte, on tombe sur une énorme collection purulente d'un litre environ, nettement limitée partout et occupant évidemment la loge de Retzius, elle plonge jusqu'à la partie supérieure du pubis. Drain.

Du jour de l'opération, la température se maintient au-dessous de 37°. Guérison sans incidents.

Observation IX

Abcès à l'hypogastre, suite d'affection vénérienne, par CASTÉUA, chirurgien à l'hôpital civil et militaire de Lunéville (Archives de médecine, 1re série, tom. XX, pag. 262).

Un soldat, porteur *d'un chancre* à la face intérieure du prépuce, entre à l'hôpital pour un bubon à droite. Quinze jours après, hypogastre douloureux et douleur abdominale augmentant à mesure que le bubon se dissipe et proportionnellement ; l'urine est accompagnée d'un mucus brûlant, puriforme ; à 2 pouces environ au-dessus du pubis et à droite du sterno-pubien, large élévation des téguments, dure et plus sensible que les autres points des parois abdominales. Une incision superficielle assure la sortie d'un peu de sang veineux ; pas de collections au-dessous de l'aponévrose. On devait croire que le foyer avait son siège dans le tissu cellulaire qui environne la vessie ; le malade ne permit d'abord pas que l'on allât plus profondément, puis il céda.

Après section de l'aponévrose et du muscle droit, issue d'un pus blanc jaunâtre, épais, sans odeur. Quelques jours après, rechute : hypogastre tendre, rouge, division de toute la paroi abdominale. Un stylet, introduit dans la plaie, se dirigeait sur la vessie. Le pus s'étant complètement écoulé. Guérison.

Comme on le voit, les adéno-phlegmons de la cavité de Retzius consécutifs à une infection quelconque de l'appareil génito-urinaire ne sont pas rares. Il est à remarquer que c'est surtout l'infection gonococcique qui a le plus fréquemment produit ces collections purulentes. En effet, à côté de huit observations où la blennorrhagie est notée comme antécédent plus ou moins ancien, nous n'avons que deux cas où le phlegmon a apparu après une affection due au chancre ou à des papillomes.

Nous ne voulons pas dire par là que seules les infections de l'appareil génital dues à la blennorrhagie, au chancre ou aux papillomes, peuvent amener des phlegmons dans la loge de Retzius, car nous croyons que toute autre affection microbienne peut avoir le même résultat. Mais comme le gonocoque est le microbe qui infecte le plus souvent l'appareil urinaire, il est naturel que ce soit lui qui facilite la formation d'adéno - phlegmons dans l'espace prévésical. Nous ferons remarquer, en outre, que dans l'observation que nous devons à l'obligeance de notre maître, M. le professeur-agrégé Léon Imbert, un des papillomes de la verge était ulcéré et que, pour notre Maître comme pour nous, c'est cette ulcération qui a servi de porte d'entrée à l'infection qui est allée provoquer la collection purulente dans les ganglions de Gérota.

CHAPITRE V

Adéno-phlegmons d'origine puerpérale

Les adéno-phlegmons de la cavité de Retzius consécutifs à l'accouchement sont assez rares. Bouilly dans sa thèse d'agrégation n'en rapporte que 7 cas, qu'il a empruntés à Desgranges, à Macotte, à Gordon, à Gillette, à St-Blaquiez et à Lepelletier. Rudaux en cite 8 cas, ce qui fait, avec les 7 de Bouilly et celui de M. le professeur agrégé Puech, 16 cas de phlegmons prévésicaux d'origine puerpérale.

Voici quelques observations à ce sujet.

Observation X

Péritonite puerpérale avec abcès enkysté dans le petit bassin (*Gazette des Hôpitaux*, page 376) (1848). (In thèse Bouilly 1880. Observation VI).

Douze jours après l'accouchement signes de péritonite.

Plusieurs ponctions péritonéales faites à quelques jours d'intervalle donnent issue à une grande quantité de pus.

Signe de péricardite. — Anasarque généralisée. — Mort. — Autopsie. — Péritonite généralisée.

Au dehors de la cavité péritonéale et seulement séparée par le péritoine se trouve une membrane propre donnant issue à 200 gr. de sanie noirâtre dans laquelle on trouve environ 150 gr. de caillots sanguins volumineux. La surface intérieure de la cavité est inégale, comme plissée, on y voit des élevures analogues aux colonnes charnues du cœur. La partie inférieure de cette cavité s'avance sous le pubis et règne sur la face antérieure de la vessie. La matrice y prédomine en arrière et à gauche. Un infundibulum s'étend sous le rectum.

Observation XI

Phlegmon de la cavité de Retzius après un accouchement (Médical Zeitung, Berlin, tome 56, page 6).

F. F..., 32 ans, tuberculeuse, après un accouchement douleur à droite et au-dessus du mont de Vénus. Au bout de quelque temps violent frisson suivi de chaleur. On constate à droite un peu au-dessus de l'épine du pubis, une tumeur d'environ demi-pouce, dure, résistante au toucher, très douloureuse à la pression. Saignées, révulsifs, émollients. Au bout de cinq semaines, la tumeur augmenta ainsi que la douleur et la fièvre. On se décida à faire un débridement; écoulement d'une grande quantité de pus fétide. — Guérison. — Il reste une sensation pénible de tension dans les parois abdominales, lorsque la malade se tient debout.

Ces deux observations, très courtes, ne nous permettent pas d'étayer bien solidement notre proposition. Mais les deux observations qui suivent, par les détails bien circonstanciés qui s'y rencontrent et la preuve anatomique du Docteur Vendrant, nous paraissent venir tout à fait à l'appui de notre opinion.

Observation XII

Abcès de la cavité de Retzius ; ouverture spontanée dans le péritoine Mort rapide. — (Gazette médicale de Paris, 1884, N° 29 page 337).

Mme F..., âgée de 32 ans, est accouchée à 21 ans d'un enfant mort-né, après une grossesse de huit mois ; les suites de couches furent fort graves et se compliquèrent d'une péritonite et d'une périmétrite probables. Un an plus tard, la malade présentait une induration prévésicale douloureuse avec mictions pénibles. L'état général était très mauvais, avec cachexie très prononcée ; des taches de purpura se montraient en divers points du corps. Un abcès s'ouvrit à l'ombilic, et l'exploration révéla un trajet profond allant de l'ombilic à l'espace de Retzius. Malgré des tentatives de traitement, la dilatation du trajet avec la laminaire, l'introduction d'un tube à drainage, des injections diverses, l'abcès resta fistuleux. Néanmoins l'état général redevint bon ; une grossesse survint pendant laquelle la fistule cessa de donner.

L'accouchement, rendu très difficile par un rétrécissement du bassin, dut être terminé par une application de forceps au détroit supérieur. Il en résulta une déchirure du périnée, que le professeur Verneuil traita par la périnéorrhaphie quatre mois plus tard avec un succès complet. A partir de ce moment, la fistule ombilicale fut négligée et ne fut plus considérée que comme une simple infirmité à laquelle la malade était faite ; l'écoulement était peu abondant, mais continu, quelquefois sanguinolent au moment des règles. La portion sous-ombilicale de l'abdomen restait dure et fortement rétractée ; et cette disposition se trouvait encore exagérée par l'obésité qui avait envahi le reste de la paroi abdominale. Car dans ces dernières années la malade, bien que fort jeune, était devenue rapidement très grosse.

Il y a trois ans, une hernie ombilicale de petit volume se montra à la partie supérieure de l'ombilic et nécessita l'application d'une ceinture.

Les accidents actuels éclatent le dimanche matin, 29 juin 1884, en pleine santé ; la veille, la malade avait beaucoup travaillé dans sa maison, faisant son ménage et rangeant des piles de linge.

Le dimanche matin, vers 9 heures, elle éprouve le besoin d'aller à la garde-robe, fait un effort inutile et est prise d'une douleur subite extrêmement vive dans la partie inférieure de l'abdomen, douleur bientôt suivie de vomissements alimentaires et bilieux.

L'état général devient rapidement grave ; l'arrêt des matières et des gaz intestinaux est complet ; le ventre se ballonne et devient douloureux dans toute son étendue ; les vomissements bilieux sont presque incessants dans les journées de dimanche et de lundi.

Mardi. 1er juillet. — La situation va toujours s'aggravant ; le faciès abdominal est de plus en plus prononcé ; les conjonctives deviennent subictérouses. Le docteur Vandrand fait une tentative de réduction de la hernie, suivie d'une amélioration spontanée des symptômes. Mais, le lendemain, les choses vont de mal en pis ; dans la journée les vomissements deviennent franchement fécaloïdes ; l'état général est de plus en plus grave.

Je vois la malade ce même jour, mercredi 2 juillet à 10 h. 1/2 du soir, quatre jours pleins après le début des accidents.

Faciès abdominal très accentué ; voix cassée. Pouls petit, ondulant, presque insensible ; sueur visqueuse sur tout le corps, soif extrême, hoquets fréquents. Le ventre est distendu en totalité et douloureux à la pression, surtout à la partie inférieure. La région épigastrique est très ballonnée et tout à fait tympanique à la percussion.

A la partie inférieure de l'ombilic, se trouve une crête rougeâtre, saillante, qui est l'orifice de la fistule par lequel suinte un peu de sang (la malade a ses règles depuis quelques jours), immédiatement au-dessus on voit une hernie ombilicale du volume d'un petit œuf de poule, recouverte par des téguments sains. Cette hernie est peu tendue ; elle est sonore ; elle n'est douloureuse qu'à sa partie inférieure, vers son collet. Elle fait corps avec toutes les parties voisines et il est facile de se rendre compte qu'elle est irréductible.

Le cas devenait embarrassant ; les caractères de la tumeur herniaire (absence de tension, de douleur, sonorité très marquée) ne permettaient guère de croire qu'elle était actuellement étranglée. D'un autre côté, les antécédents si nets d'étranglement, le début subit de la douleur quatre jours plus tôt, l'arrêt complet des matières et des gaz, le météorisme, les vomissements aujourd'hui même fécaloïdes, ne laissaient pas de doute sur la présence d'un étranglement. Je me rattachai à l'idée de la gangrène de la hernie survenue dans ces dernières heures, après quatre jours d'étranglement serré dans l'anneau ombilical, et s'accompagnant de cette absence de tension et de sonorité qui sont fréquentes dans la hernie gangrenée et peuvent même souvent être considérés comme des signes caractéristiques de la gangrène de la tumeur. En tous cas, l'indication était formelle, il fallait aller à la recherche de l'obstacle, quel qu'il fût, et mettre les parties à nu s'il s'agissait d'une gangrène herniaire.

Je procède de suite à la kélotomie avec l'aide du Dr Vendrand, qui donne le chloroforme. L'incision des parties molles me conduit rapidement sur une anse d'intestin grêle nullement tendue ni gangrenée, mais recouverte d'une fausse membrane épaisse sur sa convexité et d'infiltration purulente grisâtre.

Cette anse adhère mollement au pourtour de l'orifice herniaire, qui n'est autre que l'anneau ombilical; et, dès que j'ai détaché l'intestin avec le doigt à sa partie inférieure, un flot de pus verdâtre, fluide, horriblement fétide, s'échappe par l'ombilic.

La quantité qui s'écoule ainsi spontanément peut être évaluée à un litre et demi. Le doigt, introduit dans l'abdomen par l'ombilic, sent une vaste cavité qui n'est autre que la cavité péritonéale et les anses intestinales agglutinées et immobilisées par des adhérences récentes.

Huit ou dix irrigations de solution phéniquée tiède, très diluée, sont injectées dans le ventre, de tous côtés, l'injection ramène du pus en quantité et ce n'est qu'avec la plus grande peine qu'on arrive à faire sortir le liquide de l'injection à peu près propre.

Deux tubes à drainage sont introduits par l'ombilic jusque dans le petit bassin ; un pansement avec de la mousseline imbibée de solution phéniquée est maintenu dans la région.

Dès les premiers instants de notre opération, nous étions fixés sur la nature des accidents ; il ne pouvait plus s'agir d'une hernie étranglée, mais il s'agissait bien d'une péritonite purulente généralisée par perforation, l'abcès de la cavité prévésicale s'é ait vidé dans le péritoine. A cette notion s'ajoutait même une donnée étiologique de la plus haute importance ; trois semaines auparavant, la malade, ayant besoin de renouveler son bandage ombilical, s'était procuré une ceinture à pelote plus large et à ressort plus fort, avec laquelle elle maintenait sa hernie et bouchait sa fistule.

L'écoulement s'était même tari dans ces derniers temps ; et sans être positivement malade, depuis une quinzaine de jours avan l ex-plosion terminale, cette femme se sentait fatiguée, se plaignait de malaises et de douleurs vagues.

Les choses n'étaient pas difficiles à rétablir; sous l'influence de la pression exercée sur l'orifice fistuleux, le pus de l'abcès prévésical avait été retenu, produisant la fatigue et le malaise par rétention ; il s'était lentement accumulé pendant une quinzaine de jours, au lieu de s'écouler à l'extérieur comme d'habitude, soit par une

déchirure instantanée, soit par un travail d'ulcération, il avait tout
à coup fait irruption dans la cavité péritonéale.

A partir de ce moment, les accidents avaient éclaté comme un
coup de foudre, revêtant l'aspect symptomatique de l'étranglement
herniaire.

Une heure après l'opération, les vomissements reprenaient comme
auparavant ; le lendemain à deux heures et demie de l'après-midi,
vingt-sept heures après l'intervention. Le docteur Vendrand avait
pu dans l'intervalle faire plusieurs injections antiseptiques dans la
cavité abdominale et s'assurer que les tubes fonctionnaient bien et
ramenaient une quantité de pus par les lavages.

Je ne crois pas devoir insister plus longuement sur les détails de
cette observation que j'ai cherché à rendre aussi claire que possible.
J'appelle seulement l'attention sur la grande difficulté de l'inter-
prétation des symptômes créés par coïncidence d'une tumeur
herniaire, sur la ressemblance extrême des phénomènes de la
péritonite par perforation avec ceux de l'étranglement intestinal,
enfin sur l'étiologie rare de cette péritonite suraiguë consécutive à
un ancien abcès de la cavité de Retzius dont le pus s'était trouvé
accidentellement retenu.

Comme on a pu constater en lisant l'observation du
D' Vendrand, que nous venons de citer, que les suites de
couches furent fort graves, qu'il y eut péritonite et périmétrite probables, pourquoi ne pas admettre que l'infection
des organes génitaux, la périmétrite en un mot, ne soit pas
venue, par voie lymphatique, contaminer les ganglions de
Gérota et produire cet abcès, qui n'est plus alors un abcès
banal et idiopathique mais bien un adéno-phlegmon ? Ne
voyons-nous pas signalée au début de la seconde partie de la
maladie, c'est-à-dire un an après l'accouchement, une
induration prévésicale ? Cette induration, c'est le ganglion
de Gérota enflammé, qui ne suppure pas encore mais qui va
bientôt n'être plus qu'une collection purulente. La nature de
l'adéno-phlegmon nous paraît ici incontestable, d'autant
plus que nous voyons signaler une induration prémonitoire.

L'observation que publia M. le professeur agrégé Puech dans la *Gazette des Hôpitaux* de 1899, nous paraît plus concluante encore.

Observation XIII

Rupture de la symphyse pubienne et abcès prévésical d'origine puerpérale, par le Dr P. Puech, professeur-agrégé à la Faculté de Montpellier (in *Gazette des Hôpitaux*, 1ᵉʳ juin 1899, page 565).

Le 25 février dernier, je fus appelé à Mauguio, auprès d'une jeune femme, sur laquelle mon confrère et ancien élève, M. le Dr Vailhé, me fournit les renseignements que je rapporte ici.

Agée de 23 ans. primipare, Mme X .. n'offre aucun antécédent héréditaire digne d'être relevé. Elle a accouché après une grossesse conduite normalement à terme le 1ᵉʳ février. Le travail a débuté le 30 janvier, à 6 heures du soir, par la rupture précoce des membranes ; les douleurs se sont montrées presqu'aussitôt. mais très espacées au début, et n'ont pris quelque intensité, en même temps qu'elles devenaient plus fréquentes, que dans la journée du 31. A 10 heures du soir, la dilatation était complète. Mais bien qu'il s'agisse d'une présentation du sommet en gauche antérieure, et que la tête soit engagée, la terminaison du travail se fait encore attendre ; ce que voyant, la sage-femme qui présidait à l'accouchement crut devoir faire mettre la parturiente en travers du lit, les deux pieds appuyés sur une chaise, dans l'espoir que cette attitude favoriserait les douleurs d'expulsion. Il y avait à peine quelques minutes que la femme était en position obstétricale, lorsque brusquement, au cours d'un effort énergique accompagnant une contraction utérine, elle perçut au niveau de la symphyse pubienne une sensation très nette de craquement en même temps qu'elle éprouvait une douleur atroce. Et tout aussitôt était expulsé un enfant vivant, du sexe masculin, de moyen volume (1ᵉʳ février 4 heures du matin). La délivrance s'effectua sans incident Ni avant, ni pendant l'accouchement, pas plus que dans les premiers jours qui suivirent, aucune précaution d'antisepsie ne fut prise par la sage-femme.

Six jours plus tard, comme la douleur au niveau du pubis reste toujours très vive, comme les mouvements des membres inférieurs étaient impossibles depuis l'accouchement, on pria le Dr Vailhé de voir la malade. Il recueillit les renseignements que je viens de donner et fit les constatations suivantes :

Etat général assez satisfaisant. Temp. 38°. — Légère fétidité des lochies. Le ventre est souple et n'offre nulle part de sensibilité. Mais quand la main arrive au niveau des pubis, elle provoque une douleur tellement vive que l'exploration de la région est rendue absolument impossible. Point de modifications appréciables à la vue. Les membres inférieurs, dont l'impotence est à peu près absolue, sont portés en rotation externe ; si l'on essaie de fléchir un peu la cuisse sur le bassin, on détermine aussitôt de la douleur au niveau du pubis, qui oblige vite à s'arrêter dans les tentatives Prescriptions : injections vaginales au sublimé, repos au lit.

Mais ni l'une ni l'autre de ces recommandations ne furent suivies ; la sage femme jugea les injections vaginales inutiles et, après avoir traité sa cliente de paresseuse et de douillette, ne tarda pas à l'engager à se lever. Péniblement, en s'appuyant sur le dossier de deux chaises, la malade, pour se conformer à ces peu sages conseils, essaye de faire quelques pas dans la chambre. Mais, au bout de quelques jours, la marche, au lieu de s'améliorer, restait toujours aussi difficile, la douleur de la symphyse allait en augmentant, des frissons se produisirent, d'abord légers, puis de plus en plus intenses; si bien que le 18 février, se sentant dans l'impossibilité de garder le lit, la malade fit de nouveau appeler le Dr Vailhé.

En découvrant l'abdomen, on voit au-dessus de la symphyse pubienne une légère tuméfaction, un peu plus étendue du côté gauche que du côté droit de la ligne médiane, douloureuse à la pression, dure, n'offrant en aucun point de fluctuation. Les autres régions de l'abdomen restent souples et indolores. L'écoulement lochial est abondant et d'odeur fétide. La température est de 39°· Le soir, à 4 heures, grand frisson. Injection vaginale au sublimé, onguent mercuriel sur la tuméfaction de l'hypogastre; sulfate de quinine.

Au bout de trois jours, la fétidité des lochies a totalement disparu, mais la fièvre et les frissons vont toujours en augmentant et la tuméfaction dépasse la symphyse pubienne de quatre travers de doigt. Le 25 février, quand pour la première fois je vis la malade, voici ce qu'à mon tour je constatai :

La paroi abdominale au niveau de la région hypogastrique est soulevée par une tumeur dont les contours, déjà très appréciables à la vue, sont encore plus nettement délimités par le palper. Rappelant par sa forme le chapeau de gendarme, cette tumeur a sa base dirigée parallèlement aux branches horizontales du pubis, derrière lesquelles elle semble s'enfoncer ; son sommet, arrondi, se trouve un peu à gauche de la ligne médiane, à quatre bons travers de doigt au-dessus de la symphyse ; à gauche aussi, la tumeur est plus saillante et se prolonge un peu plus sur les parties latérales qu'à droite; l'angle inférieur droit se trouve à trois travers de doigt sur la ligne médiane, celui de gauche à quatre. Cette tumeur est dure, tendue, douloureuse. Les parties voisines, la région prépubienne, les organes génitaux, etc., ont leur aspect normal et ne sont le siège ni de tuméfaction ni d'œdème.

En pratiquant le toucher vaginal, on sent très haut derrière le pubis la base de la tuméfaction. L'exploration de la symphyse pubienne ne permet pas de sentir un écartement anormal des surfaces articulaires L'utérus, encore volumineux et lourd, est facilement mobilisable. Les culs-de-sac sont absolument libres. Pas de promontoire. Cette exploration ne provoque pas de douleurs, il en est de même de la palpation effectuée dans les divers points de l'abdomen autres que celui occupé par la tumeur.

Quoique la malade soit en proie à une forte fièvre (39°, 7), l'état général se maintient assez bon : les fonctions digestives se sont jusqu'ici régulièrement accomplies, malgré quelques nausées apparues depuis deux jours, les urines présentent leur aspect normal ; il n'y a jamais eu de trouble de la miction.

Je portai le diagnostic rétrospectif de la rupture de la symphyse du pubis ; actuellement nous avons affaire à un *phlegmon prévésical*.

Bien que la ponction de la tumeur avec une seringue de Pravaz soit restée négative, l'existence du pus ne faisait pour moi pas de doute.

Au bout de quatre jours, pendant lesquels la température oscilla entre 38,5 le matin et 40 degrés le soir, mon confrère me rappelait auprès de sa cliente pour pratiquer l'ouverture de l'abcès. Le 1er mars, après avoir pris les précautions antiseptiques habituelles et sous anesthésie, je fis un peu à gauche de la ligne médiane, sur le point le plus saillant de la tumeur, une longue incision verticale qui me conduisit, après avoir traversé couche par couche, la peau, le tissu cellulaire sous-cutané et le muscle grand droit de l'abdomen, dans une vaste cavité de laquelle s'échappa une abondante quantité de pus. En introduisant le doigt derrière le pubis, je pus me rendre compte *de la parfaite intégrité* de l'articulation et des surfaces osseuses avoisinantes. Lavage de la poche, dans laquelle deux drains sont laissés à demeure ; deux points de suture diminuent la longueur de l'incision ; pansement antiseptique.

Les suites de l'intervention ont été des plus simples : dès le lendemain, la température descendait à la normale ; les frissons ne se reproduisent plus; et l'appétit, disparu ces derniers jours, commence à revenir. Le 4 mars, le pansement souillé de pus est changé ; le 14, on supprime les drains, et le 20, la malade se lève pour la première fois.

Le 1er avril, l'ouverture de l'abcès étant complètement fermée, la malade fait sa première sortie : la marche s'effectue sans aucune difficulté, l'embonpoint est revenu, la guérison est complète.

Nous nous bornerons à ces quatre observations et surtout à la dernière, et nous ferons remarquer qu'elles nous paraissent suffisantes pour étayer sur des bases solides ce que nous nous sommes proposé au commencement de ce travail. En effet, pourquoi ne pas admettre que l'infection primitivement localisée à l'utérus ait progressé par voie lymphatique jusqu'au tissu cellulaire de la loge prévésicale et par conséquent jusqu'aux ganglions de Gérota? Dans l'observation rapportée par M. le professeur agrégé Puech, tout nous semble venir corroborer notre opinion. Nous ne trouvons en effet, malgré la rupture de la symphyse, ni suppuration de l'articulation pubienne, ni œdème des organes génitaux, ni abcès des grandes lèvres. C'est donc l'infection puerpérale seule qui a déterminé la formation de l'adéno-phlegmon. La rupture de la symphyse ne peut être invoquée en aucune façon dans le cas qui nous occupe comme cause de phlegmon; tout au plus pouvons-nous lui attribuer un rôle prédisposant ; en lésant le tissu cellulaire prévésical elle en a fait un bon terrain de culture pour les microbes apportés par voie lymphatique aux ganglions de Gérota.

CHAPITRE VI

Adéno-phlegmons consécutifs à une affection intestinale

Gérota nous dit, dans son travail, que les lymphatiques latéraux de la vessie vont s'anastomoser avec les lymphatiques de l'intestin, il nous a donc paru logique de considérer certains phlegmons de la cavité de Retzius comme consécutifs à une infection intestinale. D'un autre côté, depuis long-temps, certains auteurs s'étaient demandé s'il n'y avait pas lieu d'établir un rapport de cause à effet dans l'apparition de ces phlegmons après une affection intestinale bien caractérisée.

Déjà, en 1850, Bernutz s'exprimait ainsi [1] : « Faut-il nier tout rapport de causalité entre les affections intestinales et le développement du phlegmon, ou admettre entre eux une corrélation dont la cause est inconnue? Cette dernière opinion nous paraît la plus admissible, parce qu'il semble y avoir plus qu'une coïncidence dans cette fréquente succession d'actes morbides siégeant dans les organes qui appartiennent au même système, et parce qu'il n'y a pas nécessité absolue de comprendre le mécanisme d'actes pathologiques pour qu'on puisse les admettre, lorsqu'ils reposent sur des faits assez nombreux. »

[1] Bernutz. *Soc. Arch. génér. de méd.* (juin 1850, page 129).

Le professeur Guyon [1], sans s'expliquer sur la pathogénie des accidents qui nous occupent, constate aussi la présence de troubles digestifs et se montre tout disposé à reconnaître leur influence sur la production des phlegmons prévésicaux.

Bouilly [2], dans sa thèse d'agrégation, constate, lui aussi, l'existence de phlegmons de la loge de Retzius consécutifs à des troubles intestinaux.

Parmi les affections intestinales qui peuvent provoquer un phlegmon de la cavité de Retzius, nous citerons d'abord la dothienentérie. Il semble, en effet, facile d'admettre que le bacille d'Eberth, cause de toute la perturbation intestinale, ait trouvé une voie de propagation dans les vaisseaux lymphatiques, *les lymphoglandulæ vesicales laterales* de Gérota, et vienne infecter les ganglions de la paroi latérale de la vessie, pour former un phlegmon.

Voici deux observations à l'appui de ce que nous avançons :

Observation XIV

Dothienentérie.— Convalescence.— Phlegmon prévésical.— Incision.— Drainage
(*in* BOUILLY, observation IX, page 85).

V..., 31 ans, entré à Necker pour une fièvre typhoïde commune et de médiocre intensité ; 3 mars 1862.

Dans les premiers jours du déclin de la fièvre, le malade se plaignit de douleur dans l'hypogastre et d'une difficulté à uriner. Le volume, la forme de la tumeur, sa matité, sa fluctuation, la difficulté à uriner, firent qu'on diagnostiqua une rétention d'urine et qu'on fit le cathétérisme. — On ne ramène que peu d'urine et la tumeur persiste.

7 Avril. —La tumeur a les mêmes caractères ; les douleurs s'exaspèrent à la pression ou au moindre mouvement, de sorte que le

[1] Guyon. *Gazette des Hôpitaux* (Juillet 1859).
[2] Bouilly. *Loc. cit.*

malade est forcé de rester dans l'immobilité, les jambes à demi fléchies.

8. — Incision verticale sur la ligne médiane à 4 ou 5 centimètres de la symphyse pubienne, et issue immédiate d'une énorme quantité d'un pus bien lié, très fétide. La cavité de l'abcès est explorée avec une sonde en gomme élastique qui pénètre dans toute sa longueur sur les côtés, mais qui ne va pas à plus de cinq centimètres lorsqu'on la dirige du côté de l'ombilic ou vers la symphyse. Le toucher rectal, qui donnait la sensation d'une tumeur avant l'incision, ne perçoit plus rien d'anormal après la sortie du pus ; la prostate est peu volumineuse.

Aussitôt après l'évacuation, douleurs et constipation disparaissent.

La suppuration continue abondamment pendant deux semaines. Au bout de ce temps, on introduit une sonde de gomme élastique qui est laissée à demeure ; trois jours après, elle est remplacée par un tube à drainage. L'appétit et l'embonpoint reviennent ; plus de douleurs, miction facile, selles normales, si bien que le 6 juin on retire le drain et on cicatrise la plaie.

Le lendemain 7 juin, les accidents reparaissent, frissons, vomissements abondants ; pouls fréquent, inappétence et constipation ; la plaie suppure beaucoup moins.

8 Juin. — Les vomissements ont cessé, le malade n'a plus que de légères nausées, la diarrhée est établie, le pouls se ralentit.

9. — L'état continue à s'améliorer, la diarrhée continue, l'appétit reparaît ; néanmoins la céphalalgie persiste. La plaie ne donne que peu de pus. En pressant sur les côtés de dehors en dedans, on en fait sortir une certaine quantité qui est assez bien liée mais fétide.

10 et 11. — La fièvre est tombée, le malade est mieux, la suppuration modérée ; le malade peut marcher un peu.

Observation XV

In thèse LABUZE, Paris 1871

Clémentine M..., domestique, 25 ans, a été envoyée le 25 avril 1870 en convalescence au Vésinet. Elle avait été atteinte de fièvre typhoïde bénigne.

Trois jours après son entrée au Vésinet, elle est prise d'une douleur profonde dans le ventre, puis une tumeur apparaît dans la région hypogastrique et la décide à rentrer à l'hôpital Beaujon dans le service de M. le Dʳ Moulard-Martin, le 13 mai.

Etat actuel.— La malade est en proie à une très grande faiblesse. Elle assure n'avoir pas eu de fièvre, elle urine bien. La tumeur de la région hypogastrique est ainsi limitée : elle s'étend de l'anneau ombilical à quelques centimètres au-dessus du pubis ; elle est demi-sphérique, saillante, dure, très douloureuse à la pression. Elle s'étend symétriquement de chaque côté de la ligne médiane. Par la percussion on perçoit de la sonorité au-dessous d'elle ; la fluctuation, quoique difficile à percevoir, n'en est pas moins constatée. Tous ces signes font penser que la collection purulente s'est développée dans la gaine des muscles droits.

14 mai. — On incise la paroi abdominale couche par couche jusqu'à l'abcès. L'ouverture donne accès à une grande quantité de pus.

24. — Guérison paraît prochaine.

Comme on le voit par les deux observations qui précèdent, les abcès de la loge de Retzius se sont développés à la suite d'une dothienentérie. Nous ferons remarquer que dans les deux cas, c'est à la suite d'une affection bénigne et dans le cours de la convalescence que ces collections purulentes se sont développées, Ne devons-nous voir là qu'une simple coïncidence ? Nous ne le croyons pas. En effet, au moment de la convalescence, l'organisme, fatigué par l'infection éberthienne, a moins de moyens pour lutter contre l'envahissement des ganglions par l'agent microbien. Les lymphatiques latéraux de l'espace prévésical communiquent avec l'intestin ; celui-ci est pour ainsi dire peuplé par le bacille d'Eberth, un ou plusieurs de ces micro-organismes suivant la voie lymphatique, viennent infecter les ganglions latéraux de Gérota, et le phlegmon est formé.

A côté de phlegmons survenus après la fièvre typhoïde, nous citerons les cas de collections purulentes apparaissant à la suite de simples troubles intestinaux.

Observation XVI

Troubles digestifs. — Phlegmon prévésical.— Guérison.— Service du professeur
Guyon (Thèse Gérardin. Paris 1879).

D..., Névropathe depuis longtemps, dyspeptique, gastralgique,
sujet à des attaques de coliques violentes. parfois atroces, siégeant
dans l'hypochondre droit, mais non suivies d'ictère ni d'émission
de sable, simulant par conséquent la colique hépatique ou néphrétique et revenant tous les deux ou six mois. Très amélioré par
l'hydrothérapie.

En septembre 1878, attaques de coliques qui débutèrent par
la région habituelle et qui, après huit à dix jours, s'irradièrent
vers le bas-ventre. Vers le 10 janvier 1879, M. le Dr Simon constata,
au niveau de la vessie, une tuméfaction arrondie qui fit supposer
une distension de la vessie par l'urine. Le cathétérisme ne donne
qu'une quantité insignifiante d'urine, et, la tumeur persistant,
M. Simon pratiqua le toucher rectal et trouva une saillie globu-
leuse analogue à celle que l'on sentait au-dessus de la symphyse
pubienne.

Fièvre modérée, exacerbante le soir comme la douleur. Deux
jours après la constatation de la tumeur, le malade est pris de diarrhée et expulse une certaine quantité de mucus et de pus, évaluée
par M. le Dr Simon à deux cuillerées à bouche. Pendant les trois
ou quatre jours qui ont précédé l'ouverture de l'abcès, le malade
éprouvait du ténesme, était constipé et rendait, avec les lavements,
un mucus glaireux et épais.

Après cette ouverture, guérison rapide ; disparition de la tuméfaction sus-pubienne et rectale.

Observation XVII

Troubles digestifs. — Constipation. — Phlegmon prévésical. — Guérison (Par le
Dr Edouard Martin, de Genève, in *Annales des maladies des organes génito-
urinaires*, 1893, pag. 15. Résumée).

Marie D..., 16 mois, nous est présentée le 20 juin 1892 à la maison des enfants malades.

Antécédents héréditaires. — Nuls.

Antécédents personnels. — Nourrie au biberon, rachitique, troubles digestifs fréquents, alternatives de constipation et de diarrhée.

Depuis quinze jours, constipation ; douleurs à la miction. Depuis douze jours, vives douleurs au niveau du bas-ventre, surtout à la pression. Depuis quatre jours, rétention d'urine, constipation absolue.

Etat actuel. — Enfant rachitique. Faciès exprimant l'angoisse. Température 39°. — On constate au-dessus du pubis, des deux côtés de la ligne médiane, la présence d'une tumeur arrondie de la grosseur d'un gros œuf de poule, sans changement de coloration de la peau, à base large et à convexité supérieure, atteignant un peu plus de la moitié de la distance entre le pubis et l'ombilic.

Anesthésie à l'éther. — Incision. — Il s'écoule environ 1 ʝo centimètres cubes de pus. Le doigt, introduit dans la plaie, descend derrière la paroi abdominale, au devant de la vessie jusqu'à la face postérieure du pubis. — Lavage au sublimé à 1 pour 4000 ; drain ; pansement iodoformé. Température rectale 37°,2.

10 Juillet. — Guérison ; cicatrisation complète vingt jours après l'incision.

Comme on a pu le constater, les deux cas que nous rapportons ci-dessus ne présentent pas des troubles prodromiques infectieux bien caractéristiques. L'observation de Gérardin nous parle d'un malade simplement atteint de coliques simulant la colique hépatique ou néphrétique, et l'observation de Martin, de Genève, nous parle à son tour d'une enfant rachitique atteinte de constipation absolue depuis quelques jours. Il nous semble cependant rationnel de rapporter à ces troubles intestinaux l'étiologie des phlegmons de la cavité de Retzius qui ont suivi. En effet, les nombreux agents pathogènes contenus dans l'intestin, renforcés en nombre et en virulence par les troubles ci-dessus notés, ont suivi la voie lymphatique que nous avons déjà décrite et sont allés infecter les ganglions latéraux de Gérota.

Aux phlegmons consécutifs à des troubles intestinaux nous ajouterons les phlegmons survenus à la suite d'une appendicite. Dans l'observation que nous rapportons ici, l'autopsie est venue appuyer le diagnostic et éclairer même sur l'étiologie du phlegmon, car nous verrons une appendicite causant un abcès de la cavité de Retzius, lequel par son évacuation à l'intérieur produisit une péritonite purulente généralisée.

Observation XVIII

Abcès de la cavité de Retzius par appendicite, par M. le Dr BRUN
(*Annales génito-urinaires*, 1897, pag. 81).

Le nommé L.... Louis, âgé de 9 ans 1|2, entre le 22 mars 1895 à 7 heures du soir, à l'hôpital des Enfants-malades, salle Giraldes, lit N° 12, dans le service de M. de Saint-Germain. Les parents nous fournissent à son sujet les renseignements suivants :

L'enfant a eu la rougeole à l'âge de 7 ans. Il y a deux mois, il fut pris d'une violente diarrhée avec colique, qui lui dura deux jours, et que l'on attribua à l'ingestion de poisson avarié. A part cette indisposition, l'enfant serait plutôt constipé depuis deux mois.

Le 7 mars, c'est à-dire il y a 15 jours, l'enfant est pris subitement d'une douleur extrèmement violente dans les reins et dans le côté droit du ventre ; on le couche, et pendant la nuit surviennent des vomissements. Le lendemain 8 mars, l'enfant souffrait toujours, les parents font appeler un médecin qui constate dans le ventre, au niveau de la région hypogastrique du côté droit, la présence d'une petite masse dure de la grosseur d'un œuf de poule. Il n'y a pas de tuméfaction apparente sur la paroi abdominale, mais, par la palpation, on sent très facilement cette petite tumeur, que les parents constatent eux-mêmes. Le médecin ordonne le repos au lit, des cataplasmes et une purgation à l'huile de ricin.

Les jours suivants, l'enfant continue à souffrir du ventre, la tumeur augmente de volume et devient de plus en plus médiane. Il n'y a pas de diarrhée ; l'enfant a, tous les deux jours environ, des selles d'une odeur extrêmement fétide. Il n'y a encore rien d'apparent à l'extérieur sur la paroi abdominale.

Ce n'est que le 20 mars, c'est-à-dire il y a 2 jours, que les parents s'aperçoivent qu'il se dessine une saillie sur la partie médiane et inférieure du ventre de l'enfant. A ce moment, la fièvre est assez vive.

Le 21, l'enfant commence à souffrir en urinant, les mictions sont fréquentes, peu abondantes, et lui arrachent des cris. L'urine est claire et sans odeur.

Le lendemain 22, il survient de l'incontinence d'urine dans la journée, et la tuméfaction est devenue beaucoup plus volumineuse. L'enfant est amené le soir à 7 heures, à l'hôpital, avec le diagnostic d'abcès de la paroi abdominale.

A son entrée, en découvrant l'enfant, on constate à première vue, au niveau de la région hypogastrique, une volumineuse saillie de forme ovoïde qui remonte jusqu'à deux travers de doigt au-dessous de l'ombilic. Cette saillie est absolument médiane et donne, à la partie inférieure de l'abdomen, exactement le même aspect que celui d'une vessie très distendue. Il n'y a ni rougeur, ni œdème de la peau du ventre, qui n'est pas adhérente aux plans sous-jacents. Les mouvements des membres inférieurs sont libres ; l'extension et la flexion des cuisses se font sans douleur.

En palpant le ventre on trouve une grosse masse ovoïde, extrêmement dure, masse nettement fluctuante, ayant aussi la forme et les caractères de la vessie très distendue.

Le sommet de cette masse est arrondi, et se trouve à deux travers de doigt au-dessous de l'ombilic. De chaque côté, le ventre, souple, permet d'enfoncer très facilement les mains dans les fosses iliaques, et de délimiter ainsi les bords de cette masse, qui ne s'étend pas plus à droite qu'à gauche. Par en bas cette tumeur descend jusqu'au pubis, qui est lui-même douloureux à la pression ; mais il n'y a ni œdème ni empâtement des bourses ou de la partie supérieure des cuisses ; par en-bas aussi cette tumeur reste nettement abdominale.

L'exploration de la tumeur elle-même est douloureuse ; mais tout le reste du ventre est souple et indolore.

On demande au petit malade de vouloir bien uriner, il émet, de lui-même, une petite quantité d'urine claire et sans odeur ; on le sonde ensuite pour s'assurer que la vessie est bien vide ; mais, après cette évacuation de la vessie, la tumeur reste aussi volumineuse.

En pratiquant le toucher rectal, on sent, en arrière du pubis et remontant derrière la paroi abdominale, une grosse masse, molle, située sur la ligne médiane, et ne s'étendant pas plus d'un côté que de l'autre. Lorsqu'on presse avec l'autre main sur la paroi abdominale, au niveau de la tumeur, la fluctuation est très nettement transmise au doigt introduit dans le rectum.

D'après cet examen, il semble bien que l'on se trouve en présence d'une tumeur fluctuante, située non profondément dans la cavité abdominale, en arrière des muscles droits, dans la cavité de Retzius.

La température est de 38,5 ; la langue un peu blanche, le pouls un peu rapide, mais bon.

Le lendemain matin, 23 mars, la tuméfaction a augmenté de volume et s'est un peu étalée du côté droit. Cette augmentation de volume se constate aussi très nettement par la palpation ; la tumeur remonte maintenant jusqu'à l'ombilic. La fosse iliaque, du côté gauche, est toujours libre ; mais du côté droit l'empâtement est plus marqué que la veille, et ne permet plus si bien l'exploration de la fosse iliaque de ce côté ; le reste du ventre est souple et indolore ; l'enfant a uriné goutte à goutte pendant la nuit ; l'état général ne semble pas plus mauvais que la veille ; l'état général est à 38 degrés.

M. de Saint-Germain et moi, nous examinons l'enfant et concluons à un abcès de la cavité de Retzius, d'origine probablement appendiculaire ; nous sommes d'avis d'intervenir immédiatement.

L'enfant endormi, la tumeur se laisse facilement délimiter du côté droit, et on constate que la fosse iliaque de ce côté est libre. Au moment où on se prépare à le sonder, l'enfant urine seul, mais son urine est trouble, extrêmement fétide, d'odeur fécaloïde, et contient des grumeaux de pus.

On pratique, sur la ligne médiane de l'abdomen, une incision de 10 centimèt. à partir du pubis; les parois sont très vasculaires, les muscles droits, violacés et saignants, se laissent facilement déchirer par la sonde cannelée, et aussitôt s'échappe un mélange de pus et de sang fétide, d'odeur fécaloïde. Le pus évacué, on se trouve en présence d'une poche du volume d'une mandarine environ. Elle est située en partie sur la paroi abdominale, en arrière des muscles droits, et en partie derrière la symphyse pubienne. Elle occupe la ligne médiane, mais s'étend cependant un peu plus à droite qu'à gauche ; sa paroi est tapissée d'une membrane blanchâtre, tomenteuse. Tout autour de cette cavité d'abcès, existe une induration énorme de la paroi abdominale, induration qui forme la plus grande partie de la masse que l'on sentait avant l'intervention. Cette poche est lavée à l'eau bouillie, puis drainée et pansée à la gaze iodoformée. Le soir, temp. 39, 2.

200 grammes d'urine ont été rendus dans la journée ; urine toujours trouble et d'odeur fétide. Le ventre est souple, sans ballonnement, sans douleur à la pression. L'enfant a vomi plusieurs fois dans la journée, son faciès est bon, son pouls rapide, mais bien frappé. A huit heures un quart, l'enfant demande à boire ; on lui donne un peu de champagne glacé ; l'infirmière le quitte un instant pour aller auprès d'un autre malade ; quand elle revient auprès de lui, elle le trouve expirant.

Autopsie. — L'autopsie est pratiquée 36 heures après la mort. L'abdomen est ouvert au moyen d'une incision curviligne, allant d'une épine iliaque à l'autre, en passant au-dessus de l'ombilic, de façon à obtenir un grand tablier que l'on puisse rabattre. Au moment où l'on incise le péritoine, un flot de liquide séro-purulent s'échappe ; l'épiploon adhérent à la face postérieure de la paroi abdominale est coupé ; la paroi est alors soulevée et permet d'apercevoir les anses intestinales baignant dans le pus. Leur surface péritonéale est rouge et dépolie, mais elle n'est pas recouverte de fausses membranes, la péritonite purulente généralisée paraît assez récente.

Dans le but de rechercher les rapports que l'appendicite pouvait bien avoir avec toutes ces lésions, on enlève en une seule masse la partie de la paroi abdominale qui contient l'abcès avec la vessie, le cæcum et un certain nombre d'anses de l'intestin grêle qui est adhérent à la face postérieure de la paroi abdominale.

Le cæcum était absolument libre dans la fosse iliaque droite, ne présentant aucune adhérence, ni avec la paroi ni avec les autres anses intestinales.

On recherche alors l'appendice. Il part du côté externe du cæcum, le contourne, se dirige en avant et en dedans de la ligne médiane et *son extrémité vient se perdre dans la paroi postérieure de l'abcès pariétal.* Tout le corps de l'appendice est sain, libre, sans adhérence.

Le doigt, introduit dans l'abcès de la paroi abdominale, permet de sentir au fond et à droite de la poche une sorte de dépression, de diverticule qui répond au point où *l'extrémité de l'appendice vient se perdre dans la paroi de l'abcès. Une sonde cannelée introduite dans ce diverticule pénètre très facilement dans l'appendice.* Il y a donc perforation de l'appendice à son sommet et large communication de sa cavité avec la poche purulente.

Les anses de l'intestin grêle, que l'on avait enlevées avec la masse de la tumeur, n'adhèrent que faiblement à la face postérieure de l'abcès et s'en laissent facilement détacher ; mais, en ce point, *existe une large perforation qui fait communiquer l'abcès avec la grande cavité péritonéale.* Cet orifice se trouve situé au-dessus et en dedans de la perforation appendiculaire.

La vessie est ouverte : elle contient du pus ; ses parois sont très épaisses, surtout au niveau du sommet et de la face antérieure, devant laquelle l'abcès descend assez bas. Sur la muqueuse se trouvent de nombreuses taches ecchymotiques, et c'est dans un de ces points ecchymotiques qu'a dû se faire la perforation, mais on ne peut l'apercevoir.

Quant à l'abcès, il est bien pariétal ; il est situé immédiatement derrière les muscles droits ; sa paroi postérieure est fermée en haut par le péritoine épaissi et le grand épiploon adhérent ; en bas, par la face antérieure de la vessie.

Le reste de l'autopsie ne présentait rien de bien particulier : tous les organes étaient très congestionnés, spécialement les poumons et les méninges ; les reins étaient normaux ; le foie et la rate déjà en décomposition cadavérique avancée.

Il nous reste un dernier point à signaler ; c'est que, au moment de l'intervention, du pus de l'abcès a été recueilli dans une pipette stérilisée. Ce pus, à examen direct sur lamelles, s'est montré très riche en microbes de formes extrêmement variées, *semblant représenter toute la flore intestinale.* En semence dans du bouillon et sur gélose, il n'a donné naissance à aucune colonie.

En résumé, l'autopsie nous a montré que la mort avait été déterminée par une péritonite purulente généralisée, consécutive à la perforation de l'abcès de la cavité de Retzius, abcès qui était lui-même sous la dépendance d'une appendicite perforante.

D'après les cinq observations qui précèdent, il ne nous

paraît pas téméraire d'affirmer l'existence *d'adéno-phlegmons de la cavité de Retzius* consécutifs à des troubles intestinaux. La gravité de l'infection intestinale ne paraît influer
en rien sur la production du phlegmon, puisque nous voyons
des collections purulentes aussi bien après une fièvre typhoïde
ou une appendicite qu'après de simples coliques ou consti-
pations.

CHAPITRE VII

CONCLUSIONS

I° — Il est une catégorie de phlegmons prévésicaux qui résultent d'une infection à distance et qui ont leur point de départ dans la vessie, l'urèthre, l'intestin ou les organes génitaux de la femme.

II° — En raison de l'absence de signe d'infection générale chez la plupart des malades, il y a lieu d'admettre qu'il s'agit, dans ce cas, d'adéno-phlegmons développés aux dépens des ganglions lymphatiques prévésicaux.

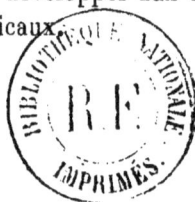

INDEX BIBLIOGRAPHIQUE

BALP. — Thèse de Lyon 1890.

BAVV. — Bulletin de la Société de Chirurgie 1899.

BLOT. — Thèse de Paris 1894.

BOUILLY. — Thèse d'agrégation 1880.

BRUN. — Annales génito-urinaires 1897.

CASTADENA Y CAMPOS. — Thèse de Paris 1878.

CRISTOL. — Thèse de Montpellier 1887.

CUNÉO et MARCILLE. — Bulletin de la Société anatomique de Paris 1901.

CRUVEILHER. — Anatomie descriptive (tome I).

DELBET PAUL. — Traité d'anatomie Poirier et Charpy (tome V).

DERSELBE. — Wiener med. Wochenschrift (n° 42) 1891.

DUPLAY et RECLUS. — Traité de Chirurgie (tome VI).

DUPLAY. — Archives générales de médecine 1877.

ENGLISCH. — Wiener Klinik (heft 1 et 2) 1889.

FULLER. — Med. Record Newyork. 1895.

GÉROTA. — Anatomischer Anzeiger (Bd 12) 1896.

GÉRARDIN. — Thèse de Paris 1879.

IMBERT LÉON. — Montpellier Médical 1902.

LABUZE. — Thèse de Paris 1871.

LE DENTU et DELBET. — Traité de chirurgie clinique et opératoire (tome VII).

LEIBOLD. — Inaugural dissertation. Berlin 1894.

LEJARS. — Chirurgie d'urgence 1901.

LEUSSER. — Langenbecks Arch. S. Klin. Chir (XXXIII) 1885.

MASCAREZ. — Thèse de Lille 1880.

MARTIN ED. — Annales des maladies génito-urinaires 1893.

MEIGNANT. — Thèse de Paris 1895.

MICHELS. — On prevesical abscess. Med. chir. Transact. 1896.

Para. — Progrès médical 1885.

Pasteau. — Congrès de Médecine 1900 (tome II).

Pauzat. — Gazette Médicale 1880.

Peyrot. — Manuel de pathologie externe (tome III) 1896.

Pean. — Diagnostic des tumeurs de l'abdomen 1885.

Poirier et Charpy. — Traité d'anatomie (tom V).

Puech. — Progrès Médical 1885.

Rudolph. — Abl. S. Klin. Méd. (nov. 36) 1891.

Termet. — Archives générales de médecine 1897.

Tillaux. — Traité d'anatomie topographique 1900.

Tillaux. — Traité de chirurgie clinique 1897.

Tillaux. — Gazette des Hôpitaux 1888.

Villiers. — Thèse de Nancy 1885.

Wenzel Gruber. — Virchowsches Archiv (Bd. XXIV) 1862.

Worms. — Gazette des hôpitaux 1885.

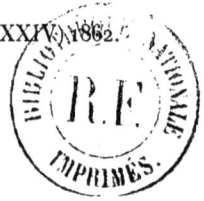

www.ingramcontent.com/pod-product-compliance
Lightning Source LLC
Chambersburg PA
CBHW071242200326
41521CB00009B/1584